D0290483

Nathalie Petrowski

MAMAN LAST CALL

ÉDITION DU CLUB QUÉBEC LOISIRS INC.

© Avec l'autorisation des Éditions du Boréal

© Les Éditions du Boréal, 1995

Dépôt légal — Bibliothèque nationale du Québec, 1996

ISBN 2-89430-192-8

(publié précédemment sous ISBN 2-89052-707-7)

Imprimé au Canada

À Louis parce qu'il existe.

À Manon Lastcall parce qu'elle me comprend.

Tout est vrai même si rien de ce que je vous raconte n'est arrivé.

HUNTER S. THOMPSON

CHAPITRE 1

Future maman au bord
de la crise de nerfs

La nuit dernière, j'ai fait un drôle de rêve. J'ai rêvé que je mettais au monde une nouille. Je ne me souviens ni du lieu ni des circonstances précises entourant l'avènement de cette nouille. Je revois seulement le berceau sur lequel je me penchais tendrement et au creux duquel reposait mon enfant, une pâte solitaire, molle, blanche et oblongue qui me fit immédiatement remettre en question cette science inexacte qu'est la médecine et cet art mystérieux que l'on nomme procréation.

Je ne sais pourquoi j'ai rêvé de cette nouille, je n'ai pas saisi non plus ce qu'elle cherchait à me signifier par le truchement de ce songe. Il est vrai que je mange beaucoup de nouilles ces jours-ci, au point parfois de faire corps avec ce dont je me nourris. Il m'arrive aussi de douter de mes capacités génétiques et, bien qu'elles n'aient aucun lien avec mon régime alimentaire, je peux comprendre que mon inconscient n'établisse pas les distinctions nécessaires. J'ignore toutefois pourquoi, à cause d'une simple habitude alimentaire, mon inconscient a fait un lapsus aussi inouï.

Toujours est-il que je me suis réveillée ce matin avec l'image de cette nouille qu'aucune passoire ne pouvait retenir et qui me glissait entre les doigts comme une limace. Je me suis sentie bizarre toute la journée, bizarre et en proie à un malaise confus qui me faisait redouter le pire.

À la fin de l'après-midi, le pire s'est manifesté. Par la bouche d'un médecin que je ne connaissais ni d'Ève ni d'Adam mais que j'avais déjà consulté pour un problème de plomberie, le pire a pris la forme d'une nouvelle proprement catastrophique.

— Ne vous en faites pas, a dit l'émissaire du pire en consultant machinalement mon dossier médical. Ce n'est ni le sida, ni l'herpès, ni la chlamydia, ni rien du tout d'après ce que je peux constater.

— Mais alors...

— Avez-vous fait un test de grossesse récemment?

— Non pourquoi?, ai-je fait, sentant une pointe d'effroi me gagner.

— Vous êtes en retard, n'est-ce pas?, a-t-il affirmé en sortant de son tiroir un mini bocal de confiture vide. Allez donc me remplir ça. On va en passer un tout de suite.

— Un quoi?

— Un test de grossesse, ma petite dame.

— Tout de suite? Ici? Comme ça? Vous élevez des lapins ou quoi?

— Pas besoin, allez, remplissez-moi ça, a-t-il répété en me chassant de son bureau d'une main impatiente.

Un siècle complet s'est écoulé entre mon voyage aux

12

toilettes, les quatre verres d'eau que j'ai avalés en désespoir de cause, mon retour dans la sinistre cage du médecin et l'aller-retour de ce dernier entre son bureau et un laboratoire que j'imaginais peuplé de lapins concupiscents qui lapaient goulûment les résidus de mon urine avant de rendre leur verdict comme des sommeliers en goguette.

— C'est bien ce que je pensais, a annoncé le docteur Dupire en refermant la porte de son bureau et en consultant sa montre de gousset comme le fait le lapin dans *Alice au pays des merveilles.* Vous êtes enceinte.

— Pardon?, ai-je répliqué en lui lançant un regard aussi hagard qu'ahuri, regard qui trahissait ma parfaite et totale incompréhension de la situation.

— Vous êtes enceinte, félicitations!, s'exclama-t-il en me tendant la preuve irréfutable de sa découverte: un petit carré de plastique, pas plus gros que l'enveloppe d'un condom, percé au centre d'un trou où trois microscopiques gouttes d'urine avaient fait apparaître la petite croix grise de ma défaite.

— Enceinte?, ai-je répété avec une petite voix modulée par la terreur.

— Enceinte?, ai-je continué à mesure que je sentais ce mot qui s'enroulait autour de moi comme une algue autour de l'hélice d'un bateau.

— Enceinte? Vous en êtes absolument certain?

Au quatrième tour de manivelle, le mot «enceinte» que, hébétée, je ne cessais d'ânonner, distilla subitement un parfum de scandale et d'indignation autour de moi.

— Enceinte, moi? Impossible.

Non mais, on n'allait pas me la faire celle-là. Je n'avais pas vécu trente-six ans de parfaite immunité pour en arriver là, dans un bureau bidon, à m'esquinter la vue sur un bidule en plastique qui avait l'audace de se prendre pour une preuve scientifique. Non mais.

13

L'émissaire du pire a quitté la pièce, me laissant seule avec moi-même. Tandis qu'il tardait à revenir avec la feuille de route qui m'indiquerait le chemin de croix à suivre, j'étais la proie de réflexions harassantes qui me taraudaient de façon abusive, la première de ces réflexions étant que je ne pouvais être enceinte pour la bonne raison que je n'avais rien fait pour mériter un tel châtiment.

Après tout, je n'étais pas en retard dans le paiement de mes impôts. Je suis toujours à l'heure au bureau. Je n'emmerde personne sinon moi-même et, bien que je cuisine comme un pied, cette tare n'est pas encore une maladie à déclaration obligatoire. Je méritais donc d'être traitée par la vie comme une citoyenne honnête et non comme une criminelle responsable de ses égarements et qu'on envoyait au bagne pour une sentence minimale de vingt ans.

Et puis, comment diable pouvais-je être enceinte alors que j'étais une libre enfant de Summerhill, un pur produit de la pilule que du reste je prenais déjà avant même d'être menstruée au cas où je rencontrerais un violeur ou son frère et que je ne saurais lui résister?

Comment pouvais-je être enceinte alors que j'appartenais à la génération dorée des *baby boomers,* celle qui a vertigineusement fait chuter les courbes de natalité en se ligaturant les trompes, en se vasectomisant le zizi, en se shootant aux mousses et aux crèmes antimachin, en accumulant des stocks de condoms aux fruits bref, celle qui a impunément dépeuplé la planète parce qu'elle refusait toute forme d'engagement et répugnait à rendre des comptes à qui que ce soit?

Pour cette génération, MA génération, il était hors de question de jouer à la roulette russe entre deux ovulations. Nous badinions peut-être avec l'amour, mais pas avec la procréation. C'est du moins ce que nous affirmions, en ajoutant pour la forme que, de toute façon, nous n'avions pas une assez haute opinion de nous-mêmes pour nous reproduire impunément.

Dans notre esprit, cela signifiait qu'il fallait être taré au plus haut degré pour vouloir perpétuer l'espèce. Se reproduire, c'était bon pour les bélugas, les phoques à Bardot, les beaufs des lave-autos et les belles-sœurs de la banlieue. Nous, nous étions d'une autre trempe. Nous étions de la race des rebelles. L'avenir nous donnait des ailes et nous poussait loin de ces déprimantes banalités. Nous étions en rupture de ban avec la sainte famille ou avec sa version évolutive et nucléaire. Nous rejetions toute forme de compromis, et particulièrement le compromis historique que nous imposerait un poupon rose et joufflu dont l'unique ambition serait de nous saper le moral et de nous gâcher la vie.

Et puis, de toute manière, le problème de la perpétuation de la race ne se posait plus tellement. À force de parler, nous avions tous un peu perdu la main. Aurions-nous voulu faire des enfants que nous n'aurions pas su comment nous y prendre.

Enceinte, moi? Voyons donc. Ce n'est pas du tout mais alors pas du tout mon genre et puis je n'ai pas de temps à perdre, moi, j'ai ma carrière, cette chère carrière que j'ai mis des années, voire des siècles, à bâtir sur les échafaudages d'un workaholisme débridé, carrière pour laquelle j'ai tout sacrifié, y compris l'adoption d'un chien dont les poils pourris auraient fait tripler les factures du nettoyeur et ruiné mon look BCBG.

Et puis que diraient les autres? Que penseraient-ils de moi? Je n'avais peut-être personne à ma charge, mais j'avais une réputation à préserver, moi! La réputation d'une femme libre comme l'air, émancipée jusqu'au trognon, plus féministe que Badinter, le genre qui préfère se péter la face sur une porte plutôt que de se la faire galamment ouvrir; une femme disponible qui prend l'avion comme d'autres un taxi, change de partenaire comme de chemise, change de trottoir dès que s'y profile la moindre poussette poussée par l'ennemie jurée, la mère de famille nombreuse, la mère célibataire ou la mère tout court, cette excroissance de chair qui a été envoyée sur terre pour perpétuer l'espèce et que je tiens entièrement responsable de la colonie de cons et de débiles qui peuplent l'univers et ses environs.

Sur ces entrefaites, l'émissaire du pire est revenu avec un papier transparent stigmatisé de la sentence : première grossesse. Devant mon air catastrophé, il a tenté de me rassurer.

– Vous avez le temps, vous savez. Vous n'êtes pas obligée de vous décider aujourd'hui. De nos jours, les femmes ont des enfants passé la quarantaine. Alors même si vous n'avez plus vingt ans, ne vous en faites pas...

Ces sages paroles m'ont achevée. J'étais foudroyée, touchée droit au cœur alors que j'avais toujours tiré orgueil du fait que je cultivais un ordinateur à la place de cet organe vital. Le docteur Dupire avait raison : je n'avais plus vingt ans. Je n'en avais même plus trente. Dans quelques années, j'entrerais de plain-pied dans la quarantaine. Je serais alors une femme finie, fripée, flétrie, avec des pattes d'oie au déjeuner et des bigoudis au coucher, une femme pas tout à fait vieille mais plus tellement jeune non plus, qui aurait en prime, dans son agenda, un gros trou section «vécu».

J'aurais tout connu – la révolution sexuelle, le village global, New York-Paris en moins de trois heures, le choc des cultures, le krach économique, le retour à la terre, l'avènement du futon et l'invention du tofu, tout, sauf ça! Ça étant la maternité, bien entendu.

J'aurais été une femme multiple mais incomplète, une tête féconde mais un ventre sec. Je pourrais parler de tout sauf de ça, me vanter d'avoir tout vécu sauf ça, me prendre pour tout sauf pour une mère.

Aucun morveux ne m'appellerait maman, ne me gratifierait d'un infâme barbouillage le jour de ma fête nationale. Pis encore, je resterais la vieille fille à qui ses parents en voudraient éternellement d'avoir précipité le déboisement sauvage de leur forêt généalogique.

Il ne me resterait plus qu'à m'enrôler à la maison de retraite la plus proche où aucun fils indigne, aucune fille déséquilibrée ne viendraient me rendre visite et me rappeler à quel point je suis devenue sénile, à quel point j'ai réussi mon Alzheimer.

Les choix étaient tout à coup très limités. Subir un avortement et le regretter le reste de ma vie. Mettre un rejeton au monde et le regretter le reste de ma vie pareillement.

L'escalier qui séparait le bureau du médecin de la rue m'est apparu comme une passerelle verticale menant directement en enfer. Je l'avais gravi en femme libre, je le redescendais en condamnée. Être ou ne pas être... enceinte. Je ne pouvais même plus me payer le luxe de la question. Je possédais la réponse ou plutôt la réponse me possédait entièrement.

❧

Pas de panique. Surtout pas de panique. C'est ce que je me dis, assise dans le fauteuil du salon que mon imagination a transformé en radeau à la dérive.

Je me crampronne aux accoudoirs afin de combattre la terreur qui me glace le sang et qui souffle un vent infernal entre mes deux oreilles. Plus je me cramponne, plus la terreur gonfle, grandit, m'envahit telle une vague de fond, une tornade, un cyclone, un ouragan, la fin du monde, quoi.

17

Sonnée, je me répète que c'est impossible, que je ne pourrai jamais, que c'est trop pour mes forces, trop pour ma petite tête qui va éclater sous le poids des responsabilités. Et quand je parle de responsabilités, je pèse mes mots! Quelle cruelle et lourde responsabilité que celle de mettre quelqu'un au monde sans garantie, sans l'ombre d'une assurance qu'on pourra le rapporter au magasin si jamais une pièce fait défaut ou s'il manque une patte ou un doigt.

Et puis, qui me dit que le quelqu'un ou le quelque chose que je porte en moi ne me reprochera pas éternellement de l'avoir fait naître, qu'il ou elle ne se vengera pas un jour en dévalisant une banque ou un guichet automatique, en zigouillant son voisin, en devenant *pusher* d'héroïne à l'école primaire ou vendeur de voitures volées aux Philippines?

Quelle police d'assurance pourra me garantir que le quelqu'un ou le quelque chose en question ne sera pas misérable toute sa vie, ou que son bonheur ne sera pas gâché par l'explosion d'une bombe atomique qui dévastera la planète, l'obligeant à vivre dans une tente-roulotte infestée de crapauds géants.

Le fauteuil du salon craque sous le poids de mes questions. L'un de nous devra bientôt céder. Puisque des deux je suis celle qui, en principe, est dotée de raison, je me ressaisis donc.

Inutile de réfléchir plus longuement. Que je le veuille ou non, je suis enceinte. Soit j'avorte illico, soit je me joins aux statistiques éclaboussées en lettres de sang dans le journal de ce matin: «Chez les femmes enceintes et âgées entre 35 et 39 ans, le taux des premières naissances atteint cette année 97 %.» Poil aux dents!

⌀

18

Je me lève en chancelant et me dirige d'un pas qui se voudrait déterminé vers le téléphone. Je prends conscience en chemin que j'ai oublié un élément important, pour ne pas dire essentiel. J'ai beau me croire seule avec mon dilemme, il reste que ce dilemme-là a un père et qu'il serait temps que ce dernier fasse sa part pour la postérité.

D'un doigt volontaire, je compose un premier chiffre, puis un deuxième. Je m'arrête tout à coup, frappée par le changement radical qui est en train de s'opérer. Hier encore, je l'appelais par son petit nom. Je l'appelais pour lui dire bonjour, bonsoir, à quelle heure tu rentres souper?

Hier encore, il était mon mec, mon jules, mon chum, mon allié, mon amant, ma douce moitié. Aujourd'hui, plus aucun nom ne tient sinon celui de père. Hier, je parlais au téléphone avec un homme, aujourd'hui, je m'apprête à négocier avec le patriarcat incarné!

J'hésite de longues minutes. Suis-je vraiment bien armée pour converser avec le patriarcat? Que répondre, si jamais il m'appelle maman? Ô rage, ô désespoir, ô maternité ennemie! Et puis, au diable les apparences! Il faut absolument que je parle à quelqu'un, fût-il directeur général du patriarcat.

— Allô c'est moi, devine quoi?

— Écoute mon chou, je suis dans le jus, je n'ai pas vraiment le temps...

— Je sors de chez un éleveur de lapins, devine quoi?

— Un éleveur de quoi?

— Enfin, j'ai pas vu les lapins, mais j'ai vu le résultat du test. Positif.

— Un lapin positif... De quoi parles-tu?, fait le père quelque peu confus.

— T'es bouché ou quoi? Le test est positif comme dans vous êtes positivement enceinte, madame.

19

– C'est pas vrai.

– Malheureusement, ça l'est.

– Je l'savais, je l'savais, ne cesse-t-il de répéter comme un disque qui aurait le hoquet.

– C'est tout ce que tu trouves à dire ?

– Mon chou, c'est merveilleux, c'est génial, c'est le boutte de la marde!!!

Manifestement, le père prend la chose mieux que moi. Il faut dire qu'il semble être au courant de mon état depuis les premiers jours. Il prétend qu'il l'a su tout de suite, du moins dès qu'il y a eu évidence de retard alors que je ne cessais de visiter la salle de bains, histoire de vérifier s'il y avait du nouveau. Mais comme il n'y avait jamais rien de nouveau, comme il n'y avait rien du tout en fait, le père en a conclu que nous serions bientôt trois autour de la table et qu'il n'y avait pas lieu de paniquer.

C'est ce qu'il me répète au téléphone en m'invitant à me calmer les nerfs et à ne pas manger mes bas. Il précise par la même occasion que je ne suis pas la première à qui cela arrive, même s'il est vrai que je suis bien la dernière des dernières à qui cela devait arriver.

– Facile à dire, que je râle dans son oreille. Facile d'être détendu quand on vit ça de l'extérieur, quand c'est chez le voisin qu'un étranger s'est installé en propriétaire.

– Calme-toi, mon chou, toutes les femmes rêvent d'être enceintes.

– Toutes les femmes, hein! T'es leur porte-parole ou quoi ?

Le père considère que j'exagère, voire que je dramatise, sans compter qu'il faut qu'il gagne sa vie et qu'il a soudain un pressant besoin d'aller la gagner s'il veut être en mesure de payer des études universitaires au descendant de sa lignée.

Tous les mêmes. Ou bien ils ne veulent rien savoir,

résistent et se défilent, ou bien ils sont d'accord, se ramènent avec des roses et du champagne, font les jolis cœurs le premier jour puis s'en lavent les mains pendant neuf mois. Fin de la conversation avec le père qui ne perd rien pour attendre. S'il imagine que neuf mois ce n'est pas long, je vais me faire un plaisir de lui rappeler le contraire.

&

Trois semaines déjà. J'ai relu mon ancien livre de chevet, *Lettre à un enfant jamais né* d'Oriana Fallaci, mon idole. La dernière page lue, je me suis sentie sombrer dans une mélasse morbide et nostalgique.

Ô Oriana, où es-tu aujourd'hui, toi qui nous avais si bien convaincues des affres de la maternité, toi que je lisais dans la salle d'attente de la clinique d'avortement en répétant comme s'il s'agissait d'un mantra : « Une femme n'est pas une poule, une poule n'est pas une femme ; mieux vaut sacrifier son enfant que se sacrifier à lui » ?

Chère Oriana, pourquoi m'as-tu abandonnée ? Pourquoi ton discours dont je buvais chaque parole jusqu'à la lie tient-il moins le coup aujourd'hui ? Pourquoi a-t-il été neutralisé, anéanti par l'appel du ventre, le cri de l'utérus, la bousculade des ovules et des ovaires qui veulent brusquement monter aux barricades et m'obliger à produire un enfant dans cette usine à combustion qu'est devenu mon corps ?

Un enfant, Oriana, tu n'y penses pas ! D'abord des enfants, je n'en ai jamais voulu. Ni un, ni douze, ni en photo, ni en peinture. C'est ce que je me suis tuée à dire à mes organes reproducteurs et c'est ce qu'ils se sont obstinés à ne pas vouloir entendre en me vantant *ad nauseam* les bienfaits de la reproduction. À vingt ans, je ne les entendais même pas tant j'avais d'autres chats à

21

fouetter. À trente, le manque de temps, les exigences de la carrière et l'appel du large me servaient de remparts contre leurs exhortations répétées.

À trente-cinq ans, mes arguments ont commencé à perdre de leur force de persuasion. Mes organes reproducteurs ont tenté un dernier putsch que j'ai tant bien que mal réussi à contrecarrer en leur servant des arguments massue : la destruction prochaine de la planète, la criante absence d'organisation de la société moderne, mon intoxication aux cigarettes et le manque de candidats masculins ayant suffisamment de caractère pour être dignes de faire un enfant avec moi.

Par pure mesure incitative, mes organes reproducteurs ont menacé de s'atrophier. Quand ils ont compris que je ne céderais pas au chantage, ils ont changé de stratégie et ont déclenché à mon insu le tic-tac infernal de mon horloge biologique.

Je les ai laissé faire en jouant à la belle indifférente. Heureusement que tu étais là, Oriana, pour me soutenir et m'encourager. Tu veillais au grain, Oriana, sentinelle intransigeante pour qui la maternité était un cancer aussi incurable que le trafic de drogue ou le capitalisme.

Nous marchions toutes à ton pas, Oriana, rêvant en chœur d'une société meilleure et d'un vrai réseau de garderies. Les cliniques débordaient de jeunes femmes fringantes qui, entre deux rendez-vous d'affaires, venaient liquider leur embryon. La mode était à l'avortement libre et gratuit, à l'avortement comme méthode de contraception. Il fallait passer par là pour se dire une vraie femme. C'était essentiel dans le curriculum vitae et dans l'agenda.

— Qu'est-ce que t'as fait hier ?

— Pas grand-chose. Je me suis fait avorter. Et toi ?

— Moi, c'est dans trois semaines. Dire que je vais manquer la séance de notre groupe de discussion sur le harcèlement sexuel.

Ah, la belle époque, la belle unanimité! Pratiquement
tous les discours concordaient. Mieux valait avorter que
mettre au monde un malheureux ou, pis encore, un
HOMME. Surtout pas ça, Oriana! Surtout pas un salo-
pard qui ressemblerait à son monstre de père comme
deux gouttes d'eau pas potable se ressemblent. Tout mais
pas ça. Comme la vie était facile, comme les choix étaient
simples. La femme avait été mise sur la terre pour
travailler. La femme était par essence et par définition
une travailleuse professionnelle. S'il existait encore de
pauvres cruches qui voulaient renoncer à leur véritable
destin pour procréer et rester à la maison, tant pis pour
elles! Elles n'auraient que ce qu'elles avaient mérité: une
trâlée de morveux qui les enverraient promener dès la
première poussée d'acné.

C'était avant le déluge, évidemment, avant qu'on découvre les droits de l'embryon, avant que tous les Jean-
Guy de la terre fassent front commun et exigent un
droit de veto sur tous les ventres.

Que s'est-il donc passé, Oriana, pour que tout
bascule et pour que l'ennemi reprenne la pleine maîtrise
de la situation? Réponds-moi, Oriana, c'est le moment
ou jamais. Réponds-moi, je t'en prie. Un seul mot, un
signe et je me rends à tes arguments.

Oriana, sacrement, réveille-toi!

Oriana évidemment ne répond pas. Disparue, dé-
gonflée, déportée vers d'autres causes, détournée par trop
de colloques et de conférences, elle me laisse seule avec
mon dilemme qui grossit sans faire de bruit. Salope, va.
Une autre qui a choisi la facilité et qui a même écrit le
livre pour se faire pardonner.

Par un mouvement inéluctable du balancier, Oriana
s'est tue et moi je me retrouve à trente-six ans, Gros-
Jean comme devant, future maman au bord de la crise

de nerfs, maman *last call,* maman de la dernière chance, maman piégée par trois secondes de distraction, maman malgré elle et maman malgré tout. Ridicule. Complètement ridicule.

D'ailleurs, la comédie a assez duré. Assez, c'est assez. Demain je prends rendez-vous pour avorter. T'es contente, Oriana! T'as gagné.

CHAPITRE 2

Secret d'état

L'infirmière au bout du fil a la voix pressée d'une réceptionniste de rôtisserie. L'espace d'un instant, je crois l'entendre décliner hors champ : «deux poitrines, une frite et un chou».

— Pardon, dis-je pour gagner du temps et l'obliger à en perdre avec moi.

— Vous devez vous présenter à l'accueil à 7 h 30 précises, être à jeun depuis minuit, ne rien boire, ne rien manger. Vous m'entendez? Ne rien manger, fait-elle sur un ton menaçant.

— Même pas mes bas?

— Quoi?

— Rien. Est-ce que j'ai au moins le droit de boire un verre d'eau?

— Pas d'eau, pas de café, vous n'avez même pas le droit de vous brosser les dents. Si jamais on apprend que vous l'avez fait, on vous renvoie chez vous, c'est clair ?

– Et ma mauvaise haleine ?

– On en a vu d'autres, madame. De toute manière, c'est votre affaire, pas la nôtre.

Charmant, dis-je en raccrochant délicatement le téléphone. En trois jours, j'en suis à mon troisième rendez-vous dans une clinique d'avortement. Ce ne sont pas les cliniques qui manquent, bien au contraire. Il y a de la place partout, beaucoup de place, des rangées entières de fauteuils vides et de lits désertés, des montagnes de draps pliés, de plateaux de biscuits qui mollissent dans l'humidité. L'avortement est aussi *out* qu'il était *in* il y a vingt ans alors qu'il fallait prendre un numéro tellement ça se pressait au portillon. Est-ce que ce sont les temps qui ont changé ou nous qui avons changé avec le temps ?

À la radio, le groupe Me, mom and Morgentaler, à qui j'accorde volontiers le prix du groupe le plus lucide de l'année, hurle à pleins poumons. Je monte le volume d'un cran en me demandant ce qui serait arrivé si la mère d'Henry Morgentaler avait elle aussi opté pour la grande aspiration.

Henry aurait-il été conçu ailleurs, dans un autre ventre, une autre famille, une autre galaxie ? Aurait-il entrepris sa croisade ou changé de vocation ? Qu'en aurait-il été de nous toutes s'il s'était fait couper le sifflet en pleine gestation ?

C'est fou les questions idiotes qu'on peut se poser lorsqu'on ne sait plus très bien qui on est : une future maman rongée par l'angoisse ou une veuve de la maternité rongée par la culpabilité.

La veille de mon rendez-vous à la première clinique, j'ai annulé en prétextant un sérieux contretemps. J'ai insisté sur le mot «sérieux» en déployant une voix de circonstance qui sous-entendait qu'il y avait eu mortalité dans la famille ou l'écrasement accidentel de mon pékinois. Je tenais à ce que l'infirmière comprenne bien que ce n'était pas l'hésitation qui me retenait, mais un impératif, un événement d'une importance quasi nationale qui faisait dévier brutalement, ne fût-ce que temporairement, le cours de ma destinée.

Je ne voulais pas qu'elle soupçonne une faiblesse ou un ramollissement de ma part. Je lui fis donc comprendre, du moins je l'espère, que j'étais toujours aussi déterminée à avorter. Je voulais faire bonne figure, montrer que j'étais à la hauteur de la situation.

La vérité, c'est que je n'avais pas envie de me plier à la nouvelle directive. Les temps avaient vraiment changé; pour avoir droit aujourd'hui à un avortement libre et gratuit, il fallait désormais se taper le supplice de l'échographie.

— Comment ça, une échographie? Je suis à peine enceinte.

— C'est vous qui le dites.

— C'est moi qui le dis et c'est moi qui le sais.

L'infirmière ne veut rien entendre.

— Vous pourriez être enceinte de six mois et ne pas le savoir ou même vouloir nous le cacher. Ça arrive, vous savez, alors on ne prend plus de risques.

— Je ne suis pas une menteuse, madame.

— Peut-être pas vous...

— Oui, mais c'est moi qui me fait... enfin, vous savez, fis-je énervée par l'absurdité du protocole et déterminée à ne pas lâcher prise.

— Tout ce que je veux c'est, c'est... interrompre la... le processus, c'est simple, non? En clair, disons que je ne veux pas acheter la marchandise. Conséquemment, je ne veux pas savoir qu'elle existe et je ne veux surtout pas voir son petit orteil bouger.

– Vous ne verrez rien.

– Vous non plus, alors pourquoi insister?

– Le docteur n'a pas envie de se retrouver avec un embryon gros comme un ballon de football. Il aurait l'air de quoi, le docteur? Vous pourriez le poursuivre en justice. Ça aussi ça arrive. Les filles changent d'idée en cours de route et, comme elles ne veulent pas endosser le blâme, elles poursuivent le docteur.

– Vous avez peur que je vous poursuive?

– On se protège, c'est tout.

Je n'ai pas insisté. De toute façon, il n'y avait pas que l'histoire de l'échographie. Je n'avais pas envie de lui dire que j'avais besoin de réfléchir, besoin d'un sursis ou d'une supplémentaire.

On m'a fait cadeau d'une semaine de grâce, semaine pendant laquelle je me suis mise en état de réflexion, un état voisin de l'Idaho. J'allais régler la question une fois pour toutes, me suis-je dit en mon for intérieur. J'allais découvrir la solution juste et équitable pour tout le monde. Mais allez donc réfléchir avec un fusil sur la tempe et un fœtus qui pousse comme une fleur dans votre ventre. Essayez donc d'y voir clair quand la plupart de vos amies, les plus réfractaires, les plus dures d'oreille et les plus molles d'ovaires, ont été victimes d'un accident et arborent un sourire gâteux en bombant le ventre.

Allez donc réfléchir quand la fille de quarante ans au bureau vous explique, les larmes aux yeux, qu'elle ne pourra pas avoir d'enfant et que c'est le plus grand drame de sa vie. Allez donc réfléchir quand, à la télé, on vous sert le témoignage déchirant d'une femme qui a écumé toutes les cliniques de fertilité à la recherche d'un embryon. Ou encore de celle qui était prête à louer de front trois ou quatre ventres pour être sûre de récolter au moins un rejeton. Que dire de celle qui attend depuis deux ans et demi une petite Chinoise emmaillotée égarée dans les couloirs de la bureaucratie ?

Allez donc réfléchir quand, dans les vitrines des magasins, les berceaux et les grenouillères vous font de l'œil, quand le moindre rejeton vous interpelle du fond de sa poussette pourrie.

Belle réflexion, en effet, quand la société au complet se ligue pour vous presser le citron et vous remettre de force dans le droit chemin.

∽

Au troisième rendez-vous, je faisais montre de beaucoup plus de détermination. J'avais fait le tri de certaines idées : a) compris que les pressions sociales étaient lourdes mais que ce n'était pas une raison pour céder ; b) convenu avec moi-même que certaines femmes étaient faites pour avoir des enfants et que les autres avaient intérêt à s'en passer ; c) conclu que ma relation avec le père n'était pas suffisamment stable pour résister au choc culturel qu'entraîne la venue d'un enfant.

– C'est ton opinion, et je ne la partage pas, avait tranché le père.

– C'est ta faute, avais-je répliqué.

– Ce n'est pas une faute, c'est un cadeau du ciel !

– Moi, je vois plutôt cela comme un séjour en enfer.

Les discussions avec le père duraient depuis trois semaines. À la fin, je lui avais cloué le bec en déclarant que, de toute façon, toute cette histoire ne le concernait en rien.

– C'est mon corps, mon ventre ! C'est moi qui décide ce que j'en ferai ! Si tu n'es pas content, tu n'as qu'à prendre rendez-vous avec Chantal Daigle.

Non mais c'est vrai. On a beau dire qu'il faut être deux pour faire un enfant, le fait est qu'il y a deux étapes à la fabrication. La première, la seule où le père joue un rôle décisif, dure à peine trois secondes. Or, pour ces trois misérables secondes, le père a droit à son nom au générique avec des lettres aussi grosses que celles de la mère. C'est injuste, ne serait-ce qu'en matière de taux horaire. Qu'est-ce que trois secondes en regard des neuf mois que je vais devoir me taper déguisée en baleine ou en Westfalia ? Qu'est-ce que trois secondes en comparaison du titanesque travail d'usine que mon ventre va accomplir sans mode d'emploi et sans faire appel au moindre corps de métier ?

– Fais à ta tête, a concédé le père de guerre lasse. Mais je te préviens, ne viens surtout pas pleurer sur mon épaule lorsque ce sera fait.

Fidèle à son habitude, le père s'en lavait les mains.

∽

Je me suis donc rendue à la clinique d'avortement. Enfin, il ne s'agissait pas réellement d'une clinique, mais plutôt d'un hôpital doté d'une unité d'obstétrique. En plus d'aider les mères à mettre au monde des enfants, on les aidait aussi à s'en débarrasser. Bien entendu, lorsque les circonstances le commandaient, c'est-à-dire quand la future mère était une adolescente qui avait montré peu d'intérêt à s'initier aux rudiments de la contraception.

Grâce à un piston, j'avais réussi à me faufiler parmi les Émilie, les Stéphanie et les Daphné de dix-huit ans et moins, nées alors que j'aurais déjà pu être mère et que les Beatles n'étaient pas encore séparés.

Mon allié me faisant entièrement confiance, j'avais réussi à éviter le traumatisme de l'échographie. Je ne verrais pas mon ex-futur enfant et lui me le rendrait bien. Toutefois, au lieu de prendre une heure, le processus durerait toute la journée. On ne peut pas tout avoir.

À 7 h 45 du matin, je me suis allongée sur le lit en fer de ma chambre semi-privée. De l'autre côté du rideau vert crapaud, une jeune fille de vingt ans faisait ses devoirs en attendant sa première vente de liquidation. Assise droite sur son lit comme si elle se trouvait à l'école, elle s'agrippait à son crayon qu'elle poussait à la manière d'un cheval de trait le long des sillons de son cahier. Moi, je n'avais pas le cœur à écrire, ni à lire ni à engager une conversation.

— La vie est un mauvais moment à passer, ne cessais-je de répéter en fixant obstinément le plafond. Une femme n'est pas une poule. Mieux vaut sacrifier un enfant que de se sacrifier à lui.

Une première infirmière est venue interrompre mon coma pour me faire une prise de sang, puis une deuxième pour que je signe des papiers, puis une troisième, une quatrième, une cinquième, tout un régiment de préposées à la zombie-bénéficiaire venue se débarrasser de son bébé.

L'une voulait savoir si tout allait bien, l'autre si je me sentais mal, la troisième tenait à s'assurer que je n'avais pas changé d'avis et la quatrième venait constater que j'étais bel et bien la psychopathe sans cœur et sans remords qu'elle avait imaginée.

Il y a eu une première alerte à 11 h 30.

— Ils sont en avance sur leur horaire, vous allez passer avant midi, m'informa une infirmière.

À midi, j'étais toujours dans ma chambre, au garde-à-vous sur mon lit et prête à partir pour le front. L'attaque fut cependant retardée de vingt minutes, puis d'une heure, ensuite de deux. À 3 h 15, je n'étais toujours pas sortie de ma prison.

— Si ça continue comme ça, je vais bientôt accoucher.

— Quinze minutes au gros maximum, me rassura

une douzième infirmière. Je vais appeler le chauffeur de civière.

— Le quoi?

— Le chauffeur. Vous ne pouvez pas descendre toute seule en bas, vous avez besoin d'un chauffeur.

— Avec une casquette et des gants blancs, j'espère.

Une demi-heure plus tard, le chauffeur, qui se reposait sans doute dans une halte-civière, est apparu dans l'embrasure de la porte.

— Vous êtes en retard, monsieur, ai-je fait avec un air réprobateur.

— C'est vous qui êtes en avance, m'a-t-il répondu avec aplomb. Commence alors une folle chevauchée à travers les dédales emcombrés de l'hôpital. Tourne à gauche, vire à droite, revire à droite, embarque dans l'ascenseur, monte, descend, tourne et retourne jusqu'à ce que la civière et son chauffard s'immobilisent dans une vaste salle d'attente peuplée d'autres civières semblables à des navires amarrés dans un port de mer.

— Mais qu'est-ce qui se passe?, ai-je demandé avec un début de panique au fond de la gorge.

— Voici des magazines, a répondu une bénévole en me tendant une pile de magazines écornés et vieux de deux cents ans.

— Je croyais que je passais tout de suite.

— Il y a du retard, les horaires sont bousculés.

— Et moi alors, vous ne pensez pas que je suis bousculée! Vous pensez peut-être que ça m'amuse! Vous vous imaginez que je n'ai rien d'autre à faire! Je suis une femme occupée, moi madame! Des centaines de clients attendent en ce moment après moi! Je ne suis pas n'importe qui! On ne peut pas disposer de moi comme ça!

— Calmez-vous, madame, calmez-vous, je vous ai apporté de beaux magazines.

– Je les ai tous lus.

– Alors relisez-les, a fait la bénévole en s'éclipsant.

J'ai failli me lever, failli piquer une sainte colère, failli m'enfuir en hurlant. Je me suis ravisée. Mieux valait perdre une journée complète et conserver ma liberté pour les vingt prochaines années. Mieux valait encaisser, m'écraser, me faire toute petite dans ma civière et dans cette horrible jaquette verte plutôt que m'enfuir en montrant mon derrière aux préposés.

– La vie est un mauvais moment à passer, ai-je répété en fixant obstinément le plafond. Une femme n'est pas une poule. Une poule n'est pas une femme.

À 4 h 20, un homme vêtu de vert, coiffé d'un bonnet en plastique, est apparu au pied de ma civière. Il m'a tendu un bonnet semblable au sien en m'intimant l'ordre de le mettre immédiatement. J'ai obéi sans protester. Tant pis si je ressemblais à une dinde sous cellophane. Une poule n'est pas une dinde. Mieux vaut avoir l'air folle que le devenir.

La civière s'est ébranlée lentement avant de prendre de la vitesse, de filer en droite ligne dans un couloir criblé de portes battantes qui battaient en retraite devant ce Gilles Villeneuve de la civière. Arrivée devant la dernière porte, la comète verte a enfilé son masque comme si une nuée de bactéries et de virus menaçait de l'attaquer. L'éclairage terne est devenu violemment blafard. Je me trouvais dans le bloc opératoire, la plaisanterie était terminée. Tous les gens devant moi étaient masqués jusqu'aux yeux et gantés jusqu'au cou. Un soluté brinquebalant est arrivé à ma hauteur pendant que deux préposés cherchaient à me déménager sur une nouvelle civière. Tout allait tellement vite que j'ai perdu pied. J'ai failli tomber par terre mais, dans un sursaut de colère, j'ai rattrapé le mouvement, je me suis mise debout et j'ai crié très fort. Une sorte de hurlement

lugubre est sorti de mes entrailles, un cri du cœur où très distinctement je me suis entendue clamer:
– LAISSEZ-MOI SORTIR. LAISSEZ-MOI SORTIR IMMÉDIATEMENT, SINON J'APPELLE LA COMMISSION DES DROITS DE LA PERSONNE!

❧

J'ai pris mes jambes à mon cou, j'ai couru comme Bruny Surin dans les couloirs en évitant certains obstacles, en renversant les autres. Après maints détours, j'ai réussi à retrouver ma chambre et me suis rhabillée en un temps record.
– De la marde, ai-je tonné en donnant un grand coup de pied dans le lit. De la marde, je le garde. Avez-vous compris? JE LE GARDE!
Comme il n'y avait ni témoins ni personne pour essayer de me faire entendre raison, je m'en suis chargée moi-même. C'est ainsi que je me suis mise à parler aux murs qui se gardèrent bien de m'interrompre.
– Je le garde et, si ça se morpionne, je le donne en adoption, comme ça on ne pourra pas me reprocher de ne pas avoir fait ma part pour la société, ai-je clamé haut et fort.
Comme personne ne cherchait à me contredire, je me suis précipitée sur le téléphone pour raccrocher aussitôt. Je le garde, d'accord, mais ce n'est pas une raison pour ameuter tout le quartier.

❧

Il va sans dire que Papa était ravi. Papa était dans tous ses états. Il est sorti m'acheter du lait, est revenu avec trois bouquets de fleurs et un sac de couches.

34

– Tu ne vas pas un peu vite? lui ai-je demandé.
– C'est le plus grand jour de ma vie, a-t-il répondu tout en dansant dans le salon.
– Moi, c'est le plus long, si on allait dormir?

⌒⌒

Ce matin je suis allée à l'hôpital pour passer des tests sanguins. Le col de mon imper relevé, un chapeau mou enfoncé jusqu'aux oreilles, les yeux cachés par des lunettes de soleil, je rasais les murs beiges dans l'espoir qu'ils déteignent sur moi et m'invitent à joindre leurs rangs sans relief.

Personne sauf le père n'est encore au courant de mon nouvel état. Et bien que ma vie ait basculé, j'ai décidé d'un commun accord avec moi-même de ne pas dévoiler mon secret d'état aussi longtemps que mon corps me le permettra.

Je sais que mon comportement est bizarre, mais je n'y peux rien. Tant que je ne serai pas cent pour cent certaine de vouloir garder l'enfant, tant que je n'aurai pas l'intime conviction que je veux m'embarquer pour de bon dans cette galère, je préfère ne pas trop me vanter.

Et puis, il n'en dépend pas que de moi. Je peux faire une fausse couche. Je peux être impliquée dans un accident d'auto. Je peux m'empoisonner en mangeant du poulet pas frais. Je peux changer d'avis. Je peux découvrir que j'ai le sida ou je peux devenir complètement folle, auquel cas on me prescrira à coup sûr un avortement thérapeutique.

Thérapeutique en effet. Mille choses peuvent survenir. D'où ma très grande discrétion et mon besoin de passer incognito dans cet hôpital réputé pour sa livraison quotidienne d'enfants.

À la réception, j'ai tendu mon papier transparent avec le désir de disparaître six pieds sous terre. S'il fallait que quelqu'un me reconnaisse, je serais perdue et forcée d'aller jusqu'au bout de cette affaire. Impossible de reculer après une telle révélation. Dès que la société sait que vous êtes enceinte, vous êtes sommée de fournir des explications.

L'air bête de la préposée me rassure. Je pourrais être la femme du premier ministre ou même sa maîtresse qu'elle ne le remarquerait pas.

– Attendez dans la pièce du fond à gauche, on va vous appeler, dit-elle sans me gratifier d'un regard.

– Est-ce qu'on pourrait ne pas m'appeler trop fort, que je lui chuchote sur un petit ton implorant.

Elle me regarde sans comprendre, l'air excédé et vaguement patibulaire.

– Écoutez, madame, il y a en moyenne cent cinquante clients dans la salle d'attente. On ne va quand même pas tous aller les chercher par la main en leur chuchotant leur nom à l'oreille.

Bon d'accord, j'ai compris, pas besoin de me faire un dessin. La confidentialité des renseignements médicaux, ça sera pour une autre fois. Je ne vais tout de même pas expliquer à cette pimbêche que je porte en moi le secret le mieux gardé de l'année et que mes employeurs, mes amis, mes parents et même mon frère ne sont pas au courant. Je ne les mettrai au parfum que lorsque j'aurai décidé de la hiérarchie à suivre.

On imagine que c'est simple d'annoncer une telle nouvelle. Pas seulement simple, mais parfaitement réjouissant. Pour les autres peut-être, pour moi non. À partir du moment où je révélerai la chose, je cesserai automatiquement d'être moi-même pour devenir une autre.

Or, on dirait que je ne suis pas encore totalement prête à me métamorphoser en cette autre que je ne

connais pas. De plus, comment les autres vont-ils l'ac-
cueillir? L'autre, je veux dire. Vont-ils trouver que c'est
une moi nouvelle et améliorée ou toujours la même moi
en version bouffie et hypertrophiée? Vont-ils me féliciter ou me déclarer que je viens de
faire la plus grande gaffe de ma vie? Le cas échéant, je
sais que je ne le supporterais pas. Je m'effondrerais tout
simplement. De la prudence donc, de la très grande prudence.
Ne mettons pas la charrue avant les bœufs, ni la nouvelle
avant le communiqué.

⁂

Pour ma mère, le moment choisi devra être propice
et la nouvelle servie avec doigté. Je sais d'avance qu'elle
prendra mal la chose. Elle est encore jeune et l'idée de
se trouver grand-mère pour la première fois de sa vie va
l'achever. Pour l'instant, la seule mère de nous deux, c'est
elle. Déjà qu'elle ne l'accepte pas, il y a de fortes
probabilités qu'elle n'appréciera pas ce changement de
statut familial. Sans compter que, même si c'est elle qui
porte le titre de mère, c'est moi qui en assume les
charges, disons, émotionnelles. Je suis en réalité la mère
de ma mère qui se comporte en fait comme ma fille.
Bref je me vois mal avec deux enfants sur les bras. L'un
des deux va certainement perdre sa place. Ma mère ne
me le pardonnera pas.
Avec ma meilleure amie, c'est encore plus compliqué. D'abord, un pacte nous lie: celui de ne jamais
avoir d'enfants. Comme pacte, disons que ce n'est plus
très réussi. Une clause dérogatoire du pacte voulait que
la première qui tombe enceinte prévienne immédiatement l'autre, histoire de minimiser les dégâts.
Ne me demandez pas pourquoi je n'ai pas respecté

ce pacte, pourquoi je n'ai rien dit à ma meilleure amie, pourquoi c'est bouche cousue et petites conversations anodines alors que naguère, avant l'accident, nous nous confessions à tout bout de champ. Peut-être suis-je déjà devenue cette autre que je ne connais pas et qui me connaît encore moins? Peut-être cette autre n'a-t-elle pas de meilleure amie mais juste un ventre qui enfle et bouffe tout sur son passage, l'amitié d'abord. Dans le fond, je n'ai pas à chercher aussi loin. Je sais pertinemment au fond de moi-même que, lorsqu'elle apprendra la nouvelle, ma meilleure amie fera exactement ce que j'aurais fait à sa place: elle me tuera.

∞

Les résultats des tests sont revenus du laboratoire. Mon sang, ai-je appris, n'est pas contaminé. Il est tellement bon que je pourrais faire soit un enfant, soit un excellent boudin. J'ai pris rendez-vous avec un médecin. Contrairement à la clinique d'avortement où, faute de clients, on obtenait un rendez-vous dans l'heure qui suivait, la clinique d'obstétrique ne suffit plus à la demande. J'ai dû attendre deux mois avant de passer enfin un examen général.

La première fois que j'ai mis les pieds chez le médecin, j'ai compris que c'était ici que s'étaient réfugiées mes anciennes camarades de tranchée. La salle d'attente ressemblait à une enfilade de dunes et de buttes mal fagotées. Une vingtaine de baleines échouées sur les banquettes attendaient en feuilletant des revues pour futures mamans et en mâchouillant des branches de céléri, les jambes légèrement écartées, un sourire béat aux lèvres et des pantoufles à pompons aux pieds.

Dans la mêlée, une ou deux tricotaient déjà des grenouillères pour leur prochaine livraison de crapauds.

38

Le spectacle était tellement désolant — voilà où nous en étions donc toutes rendues — que j'ai encore une fois failli rebrousser chemin.

Trop tard. On me tendait une carte, on prenait mon pouls, on me pesait avant de m'isoler dans une minuscule chambre rose. Au milieu trônait une table d'examen où j'allais me déployer comme une carte géographique. Le médecin est entré. C'était une femme, dans la trentaine. Elle prétendait avoir accouché la ville entière. Elle avait assisté à des milliers d'accouchements sauf à un : le sien.

Madame Chose n'avait pas d'enfants et ne prévoyait pas en avoir avant longtemps. Enfin quelqu'un qui me comprenait.

CHAPITRE 3

La corrida

Ils m'ont dit que ça serait génial, que ça serait du jamais vu. Ils m'ont dit que je tomberais en bas de ma chaise et que je monterais aux nues. Ils parlaient de l'échographie, bien entendu. L'échographie, prétendaient-ils, est le moment le plus émouvant de tous. C'est le premier contact visuel avec le bébé. La première fois qu'il quitte le royaume de l'abstraction et qu'il acquiert tout son sens en tant que futur être humain.

– Moi, je veux bien le regarder mais, lui, est-ce qu'il peut me voir ? ai-je demandé avec appréhension.

– Des fois, certains bébés nous envoient la main, m'a affirmé une folle.

Son mari, grand-père pour la deuxième fois, a ajouté :

– Le progrès, tout de même, quelle merveille ! N'oublie pas de demander la photo et dis au père d'apporter la caméra vidéo.

Le père, comme de raison, a oublié la caméra. Quant à moi, j'ai dû m'y prendre à deux fois avant de discerner quelque chose. Au premier essai, ma vessie se prenait pour une lanterne. Et comme une vessie pleine est la condition *sine qua non* pour que la sonde capte des images claires dans la salle sombre où clignote un écran plein de neige et de fantômes, il a fallu que je me relève pour aller boire un océan dans un petit cornet en papier.

Quatorze cornets plus tard, la vessie gonflée comme le bonhomme Michelin, je me suis étendue de tout mon long avec une folle envie de pisser. L'infirmière a relevé ma jaquette, a écrasé une pommade froide sur ma peau et, à l'aide d'une sonde plate, s'est mise à sonder la butte qui me tient lieu de ventre.

À l'écran brouillé et grésillant, il ne se passait rien : ni poursuite en voiture, ni baiser cochon, ni bang bang t'es mort, ni bébé qui se promène à quatre pattes en envoyant la main.

— Le film est plate, ai-je maugréé, le bébé pourrait faire un effort pour sa première apparition.

— Ne bougez pas !, a pesté l'infirmière.

— Vous voulez que je cesse de respirer aussi ?

— Non, respirez normalement.

— Regardez, m'a subitement lancé l'infirmière, ici c'est le cœur et là, les reins.

J'ai regardé mais je n'ai rien vu. Enfin, j'ai vu deux minuscules taches gris souris proprement décevantes.

— Vous plaisantez ?

— Pas du tout, regardez bien.

— Vous n'allez pas me dire que ces pellicules de poussière sont ses organes vitaux. Je suis peut-être idiote mais je ne suis pas aveugle.

— Regardez, on voit son crâne, la ligne courbe, là.

— Désolée, je ne vois rien.

Au moment où je terminais cette phrase, miracle !,

j'ai commencé à distinguer quelque chose : une sorte de mauvais dessin, un embryon d'abstraction qui ballottait au ralenti comme le premier homme qui a marché sur le béton.

– Vous ne voyez toujours rien ?, m'a demandé l'infirmière.

– Oui, je vois quelque chose.

– Et alors ?

– ...

– Alors ? insista-t-elle.

– On dirait un sous-produit de Picasso.

C'était ce qu'il ne fallait pas dire. L'infirmière l'a très mal pris ; personnellement attaquée dans son intégrité et dans celle de la profession, elle m'a rabrouée.

– Je regrette, mais Picasso ce n'est pas aussi beau, a-t-elle rétorqué sèchement.

∾

Les choses se sont définitivement corsées avec l'amniocentèse. D'abord, cette délicate intervention réservée aux futures préménopausées de plus de trente-cinq ans comme moi, est l'équivalent occidental du supplice chinois. Avant même de se coucher sur la paille rêche des draps, avant même de rencontrer le docteur Mabuse flanqué de sa seringue, le supplice fait son œuvre dans l'esprit paniqué de la future mère, happée par la vision d'un ballon tendu comme la peau d'un tambour attaqué par le bec d'un corbeau.

C'est ça, l'amniocentèse : un gros ballon qui risque d'éclater au contact froid de l'horrible sonde, de cette épée longue et effilée qui pourrait éborgner le plus immobile des embryons.

Pas besoin de vous faire un dessin, ni d'aligner les statistiques selon lesquelles cette aiguille à tricoter

introduite dans le sac amniotique risque une fois sur
quatre cents de provoquer une fausse couche.

– Qui me dit que la fille qui est passée avant moi
n'était pas la trois cent quatre-vingt-dix-neuvième?, ai-je
soufflé au père qui me tripotait nerveusement la main
dans la salle d'attente.

– Cesse de t'en faire, tout va très bien se passer, a-
t-il fait dans le vain espoir de me rassurer.

Je ne sais pas ce qui s'est passé, quelle image meur-
trière a traversé mon esprit, quelle vision d'apocalypse
s'est superposée au décor morne de la salle d'attente,
mais je me suis levée d'un mouvement impatient et, avec
une détermination que je ne me connaissais pas, j'ai dit:

– Assez rigolé, on s'en va!

Le père était tellement sidéré qu'il est resté coi, la
bouche bée, les bras ballants. Quand il s'est enfin ressaisi,
j'étais déjà au bout du couloir.

– T'es folle ou quoi?, m'a-t-il crié en me retenant
par le bras.

– Écoute, si c'est un mongol, je préfère ne pas le
savoir. De toute façon, avec des parents comme nous, il
y a de bonnes chances qu'il le soit alors ne perdons pas
notre temps.

J'ai tenté de me dégager mais ce salaud est plus fort
que moi. Il a insisté.

– Je sais que t'as peur, mais tu n'es tout de même
pas la première, tes copines ont toutes survécu, non?

– Bon, d'accord, ai-je hurlé en tremblant de
partout, J'AI PEUR. JE N'AI JAMAIS EU AUSSI PEUR
DE MA VIE. JE PISSE DANS MES CULOTTES
TELLEMENT J'AI PEUR! ES-TU CONTENT?

Des infirmières se sont retournées sur notre tragédie
grecque de couloir. Comme elles ne se sont pas arrêtées,
j'en ai conclu qu'elles étaient des habituées de ce genre
de comédie.

– Calme-toi, a dit le père en baissant le ton. Je suis là.

– Bon ben si t'es là, vas-y à ma place. Allez vas-y! Tu dois bien avoir du courage pour deux, non? ai-je rétorqué en le repoussant.

Le père a reculé d'un pas et, brusquement, il m'a fait l'effet d'un quai de gare, et moi d'un train engagé sur une voie d'évitement. Tout à coup, je l'ai vu s'éloigner, me quitter, plier bagage pour un autre continent, épouser la première tarte sur sa route et lui faire une trâlée d'enfants. Tout à coup, j'ai eu peur de le perdre. Je suis revenue sur terre. Je me suis rapprochée en ronchonnant.

– Ça ne sert à rien, ai-je soupiré. Je tremble tellement que je vais énerver le docteur. Il va viser de travers et je vais me retrouver avec l'aiguille entre les deux yeux, comme un taureau.

– On n'est pas en Espagne, a répliqué le père.

– Je reconnais une corrida quand j'en vois une.

Nous sommes rentrés dans l'abattoir quelques minutes plus tard. Le père s'est planqué dans un coin pendant que les assistants du médecin essayaient en vain de maîtriser mon corps en proie à de violents soubresauts.

– Détendez-vous, m'a demandé le médecin. Si votre utérus est contracté, nous ne pourrons absolument rien faire.

– Parlez-en à mon utérus, alors.

Je ne sais pas ce qui s'est passé. Je ne sais pas si le médecin a parlé à mon utérus ni en quelle langue celui-ci lui a répondu. Je sais seulement que je venais à peine de fermer les yeux — de les crisper, en fait — et de me cramponner au matelas en faisant craquer mes jointures que hop! tout était terminé.

– C'est dans votre tête que vous êtes tendue, a constaté le médecin. Vous devriez suivre l'exemple de votre utérus. C'est un vrai professionnel.

– À vous écouter, docteur, on devrait engager mon utérus dans un Club Med.

∾

J'étais soulagée, le calvaire était terminé. En réalité, il ne faisait que commencer. Cinq longues semaines avant de voir l'ombre d'un début de résultat. Cinq longues semaines avant de savoir si je portais un mongol, un hydrocéphale, un bébé trisomique ou un adepte du spina-bifida. Cinq longues semaines à me ronger les sangs, à me tâter la bedaine, à être la proie de cauchemars dans lesquels la nouille, la fameuse nouille du départ, celle qui incarnait l'enfant à naître et l'idée que je m'en faisais, fuyait par les trous de la passoire.

Un jour le téléphone a mis fin au ramdam de mes pensées.

– Tout est normal, m'a dit la voix au bout du fil.

– Normal ? Vous en êtes certain ?

– Absolument. Ne vous inquiétez plus.

– C'est une fille ou un garçon ?

– Certains parents préfèrent ne pas savoir. Ils veulent se réserver la surprise.

– Écoutez, j'ai déjà mon quota de surprises.

– Bon d'accord. C'est un garçon.

– Un garçon, ai-je répété. Un vrai garçon ?

– Oui, un garçon.

– Un garçon, garçon ?

– C'est cela.

– Je peux vous poser une question indiscrète ?

– Je ne sais pas si je pourrai y répondre, mais allez-y.

– Comment il s'appelle ?

∾

46

Sept mois déjà. Je n'arrive pas y croire. Non pas que le temps ait passé vite, le temps, en ce qui me concerne, est arrêté depuis cent ans. Lorsqu'on me le demande et on me le demande très souvent étant donné qu'il m'est à présent impossible de cacher l'ampleur des dégâts, je réponds :

– Je suis enceinte peut-être, mais je ne suis pas que cela.

Croyez-vous qu'on m'écoute ? Évidemment que non. J'ai à peine terminé ma profession de foi que je suis assaillie de questions. C'est immanquablement la femme enceinte qu'on scrute, palpe et interroge. L'autre pourrait être en train de crever ou de se ratatiner de l'intérieur, personne n'y prête attention. Tous veulent savoir comment se porte la femme enceinte comme si elle était l'animal domestique du mois.

– Depuis combien de temps ? demandent-ils à brûle-pourpoint.

– Depuis trop longtemps si vous voulez vraiment savoir.

– Ça se passe si mal que ça ?

– Non, mais j'ai envie de me plaindre tout de même. Il paraît que j'en ai encore le droit.

En parlant de droits, ça me fait penser aux mères du bon vieux temps. Pas ma mère à moi, mais toutes les autres. Elles étaient des saintes mais, à l'usure, elles se révélaient également de piètres stratèges. Elles croyaient naïvement qu'à force de se taire, on les plaindrait, on les prendrait en pitié, on les canoniserait. Pauvres folles !

Non seulement elles n'ont rien gagné, ni pitié ni sanctification, mais elles se sont trouvées aux prises avec une collection de morveux qui ne leur ont jamais laissé le loisir de se plaindre, ni de se pendre, du reste.

On ne m'aura pas à ce jeu-là. D'abord, le spécimen que je porte sera le premier et le dernier de sa génération, soyez-en assurés. Pas question de jouer à la mère de famille nombreuse, pas même question de jouer à la mère.

Quand l'enfant à naître naîtra, je me promets de lui refiler le mode d'emploi dès les premières heures et de l'inciter fortement à commencer à vivre sa vie tout de suite sans moi. On est pour l'autonomie ou on ne l'est pas. Moi j'y adhère à cent pour cent. L'autonomie est ce qui m'importe le plus au monde. Qu'un morveux ne s'avise pas de me contredire, je vais lui dire ses quatre vérités. S'il ne comprend pas le français, je me rabattrai sur le swahili ou le chinois.

En attendant, je suis assise dans un demi-sous-sol en compagnie de vingt-six couples qui se regardent en chiens de faïence.

Si nous sommes réunis ici ce soir, ce n'est pas pour une partie de bingo, mais parce que c'est le début du cours prénatal. De nos jours, c'est obligatoire, du moins fortement conseillé comme c'est le cas pour les cours de conduite et pour les séminaires en vue de bien réussir sa séparation.

— À quoi ça sert? ai-je demandé à la prise de contact — je jure que c'est ainsi qu'on la nomme — du CLSC de mon quartier.

— Ça sert à vous préparer mentalement à l'accouchement.

— Ça fait presque sept mois que je m'y prépare, faut-il vraiment en rajouter?

— C'est bon pour la respiration.

— Je croyais qu'en accouchant on retenait sa respiration.

— Vous devriez vous inscrire au plus tôt, je crois que ça presse.

Je me suis donc inscrite. Papa était d'accord. Il a prétendu que c'était un bon placement pour l'avenir. Je veux bien, mais l'avenir ce soir n'est pas rose. Il est bouché. À perte de vue, on ne voit qu'un horizon régulier de protubérances. L'avenir, ce soir, est lourd de conséquences.

Dans le demi-cercle que nous formons sur le prélart ciré, l'éclairage blafard nous vieillit tous de dix ans, particulièrement moi qui ai dix ans de plus que tous les autres, de toute façon. J'ai beau me faire des couettes de collégienne et porter des souliers plats avec de grosses chaussettes, j'ai l'air d'un mammouth à l'étroit dans sa gaine.

À ma gauche, le porte-parole du patriarcat, en l'occurrence le père de mon futur rejeton, me tient la main, son nom épinglé comme une publicité voyante sur sa veste rayée. Dans quelques secondes, il va se tourner vers son voisin et moi vers ma voisine, pour les présentations.

— Bonjour, je m'appelle Madame Machin et je suis enceinte de sept mois, ai-je dit à la face de lune assise à ma droite.

— Bonjour, je suis Madame Chose et j'accouche la semaine prochaine, m'a-t-elle répondu mécaniquement.

— À quelle heure exactement? je poursuis, consciente que c'est la seule réplique digne d'une introduction aussi débile.

La face de lune éclate de rire. Son visage se plisse tel un astre chiffonné dans un dessin d'enfant. Elle est tellement jeune, rose et rayonnante qu'elle ressemble à une poupée enceinte d'un sac de bonbons. En ce qui concerne l'heure d'un accouchement, elle ne connaît pas la recette. Pour ce qui est de la date, par contre, la technique semble plus avancée. Du moins, les médecins le prétendent. À les entendre, ils étaient là en personne le jour de la fécondation. On a beau se tuer à leur expliquer que ça s'est passé deux semaines plus tôt qu'ils ne le disent, dans le stationnement du centre commercial avec pour témoin une boîte à gants dépourvue de condoms, ils s'entêtent à opposer leurs froides statistiques à nos souvenirs encore tout chauds.

Moi, par exemple, on me dit que je dois accoucher le 25 avril prochain, dans exactement deux mois, trois semaines et trois jours. Je prévois déjà un voyage en Inde cette semaine-là, histoire de rater la représentation. On m'a affirmé qu'un accouchement se faisait tout seul. Ils n'auront donc pas besoin de moi, non?

Le porte-parole du patriarcat me donne un discret coup de coude. Il veut que je rencontre son voisin, Monsieur le futur-père-pour-la-première-fois.

– Bonjour, lui dis-je en lui tendant la main, habitez-vous toujours chez vos parents?

Monsieur le futur-père-pour-la-première-fois rit nerveusement. Il ne sait que répondre de la même manière qu'il ignore comment il se débrouillera le jour de l'accouchement. Étant donné que l'évanouissement est très mal vu chez les futurs-pères-pour-la-première-fois, il multiplie les exercices de respiration et se tape un film d'horreur par soir pour être en mesure de voir du sang sans tourner de l'œil.

Dieu que la vie moderne est compliquée. Auparavant, les futurs pères n'avaient qu'à faire le pied de grue dans la salle d'attente tout en distribuant à la ronde des dragées ou des cigares. Ils tombaient en chômage dès les premières contractions et y restaient souvent pendant vingt ans. À présent, non seulement ils sont présents à la fécondation comme acteurs à part entière, mais il leur arrive régulièrement de déclarer «ON est enceinte» dès que quelqu'un s'informe de l'état de leur bien-aimée.

À l'accouchement, ils ne se possèdent plus. Avec un regain inégalé de zèle, les voilà métamorphosés en ambulanciers, en bonnes à tout faire, en sages-femmes, en infirmières quand ce n'est pas en négociateurs syndicaux entre la parturiente et le personnel médical ou en coupeurs de ruban officiel. Un peu plus ils offriraient leur ventre...

∾

Mais revenons au cours prénatal qui, chaque soir depuis l'invention des CLSC, se déroule selon le même rigoureux rituel. Debout devant les vingt-six couples, il y a Mauricette qui n'est pas un transsexuel du nom de Maurice, mais une mère de famille de cinq enfants, originaire de la Syrie et aujourd'hui exilée dans un CLSC de Montréal. Elle y officie tous les lundis et mercredis soir et présente des vieux vidéos d'accouchement qui, à toujours répéter les mêmes scènes, me font penser aux films pornos. La fille se déshabille, écarte les jambes, crie à tout bout de champ et termine sa prestation dans la sueur et le sang avec un gros sourire fendu jusqu'aux oreilles. Si ce n'est pas là la prémisse de tous les films cochons, je rentre au couvent.

Le français n'étant pas sa langue première, Mauricette fait des fautes «grammatiques» comme elle le dit si bien elle-même.

– Ce n'est pas dramatale, que je lui réponds.

Après les présentations d'usage et les petits conseils pratiques, Mauricette passe à l'attaque. Elle nous demande de nous exposer à la pire des compromissions. Nous devons à tour de rôle nous présenter publiquement et communiquer à tous ce que nous attendons de notre accouchement.

– Foutons le camp immédiatement, que je chuchote au père de mon futur rejeton en le tirant par la manche.

– Tiens-toi tranquille, marmonne-t-il dans ma direction.

51

– Tu m'énerves et, quand tu m'énerves, c'est très mauvais pour l'enfant, que je chuchote encore.

– Il vaut mieux que tu t'énerves tout de suite plutôt qu'à l'accouchement, répond-il en restant assis comme un abruti.

Trop tard de toute façon. L'exercice de confession publique est déclenché. On se lève l'un après l'autre et on se confesse façon Alcooliques Unanimes.

Les rêves que les mères caressent se divisent immanquablement en deux catégories. Les unes veulent accoucher naturellement, sans césarienne s'entend. Les autres veulent accoucher d'un bébé pesant un minimum de huit livres. Moins de huit livres, c'est la honte si j'ai bien compris. Je connais pourtant des dindes et des petits rôtis qui n'en demandent pas tant. Qu'est-ce qu'elles ont toutes à *badtripper* sur le poids de leur nourrisson? D'abord le poids, comme l'âge, ça change tout le temps et puis, ce n'est pas parce qu'un bébé est gros à la naissance qu'il va réussir dans la vie. Je connais de gros bébés qui sont devenus des agents de sécurité. Je connais aussi de gros bébés qui sont restés gros et empêtrés dans leurs bourrelets. La plupart du temps, on les engage dans des cirques.

Mon tour est arrivé. Je me lève péniblement. J'ai la gorge sèche, les mains moites, la bedaine qui pèse autant sur ma colonne vertébrale que sur ma conscience.

– Je m'appelle Nathalie Petrowski et je, je, je veux... accoucher. Voilà, c'est tout.

Un murmure parcourt la salle.

Mauricette intervient pour que je clarifie mon propos.

– Vous voulez accoucher comment?, m'interroge-t-elle.

– Le plus vite possible, que je lui réponds.

La salle éclate de rire. Je me demande bien pourquoi. Je ne comprends pas qu'aucun génie de la génétique n'ait encore trouvé le moyen d'abréger la période de probation. Pourquoi faut-il à tout prix que le supplice se prolonge durant neuf mois et que les femmes portent leur croix jusqu'à l'hôpital ? Pourquoi ne pouvons-nous pas être enceinte pendant, disons, un mois, puis décrocher notre poche de kangourou et la laisser faire son œuvre seule dans un placard ou dans une chambre noire ? Pourquoi tous ces jours, toutes ces semaines, tous ces mois qui s'éternisent en siècles et nous sapent le moral ?

Mauricette est incapable de répondre à mes questions, c'est du reste pour cette raison que je les garde pour moi. Que le Créateur suprême me pardonne, mais je ne vois vraiment pas ce qu'il y a de rigolo à être enceinte. Je sais que certaines femmes trouvent que c'est le plus beau moment de leur vie. On les voit rouler sur les trottoirs et parfois même léviter. Les yeux ronds comme des billes, elles se promènent en bombant fièrement la bedaine, qu'elles flattent régulièrement quand elles n'invitent pas les autres à le faire.

On ne les a jamais vues aussi rayonnantes et sûres d'elles. On les croirait présidentes d'une entreprise prospère. Elles n'ont aucun problème : pas de maux de dos, de nausées, de sautes d'humeurs et d'envies déplacées. Elles nagent dans le bonheur. Elles ne se noient jamais.

Moi, pendant ce temps-là, je traîne mon ventre comme un boulet et j'envie la légèreté des sacs d'épicerie. Découragée le matin devant mon miroir, déjà épuisée à l'heure du déjeuner, prête à tout abandonner le soir venu, je suis un sinistre ambulant, une bombe d'hostilités qui brûle d'exploser.

Je m'étais pourtant juré de continuer ma vie comme si de rien n'était et de me diviser en deux ministères étanches et parallèles. Le ministère du Travail poursuivrait ses activités professionnelles normales, sans ralentir sa cadence et sans prendre des pauses lait à tout bout de champ. Le ministère de la Création parachèverait son œuvre dans l'ombre sans que j'aie constamment besoin de m'y rapporter.

Mais mon plan a échoué. Je dois fréquemment m'absenter du ministère du Travail afin d'aller prêter main-forte au ministère de la Création. Le va-et-vient me rend insupportable et irascible, moi qui suis d'habitude si charmante.

À la moindre contrariété, j'éclate en sanglots, quand je ne me mets pas tout bonnement à hurler contre le patron. Celui-ci fait évidemment semblant de comprendre. Il m'exhorte à me calmer pour le bien de mon enfant. S'il ne me fout pas à la porte, c'est par pur esprit patriotique. Pour lui, une femme qui porte un enfant est moins une femme qu'une sainte. Le matin, quand je me pointe au bureau, c'est tout juste s'il n'esquisse pas une génuflexion en me bénissant.

«Une femme qui porte un enfant travaille pour l'avenir de la Nation», déclare-t-il. À quoi je réponds: «l'avenir du patron tu veux dire».

Ce que mon patron ignore, c'est que dans mon corps bouffi et en jachère, il y a peut-être une sainte, mais il y a surtout une chipie qui secoue les barreaux de sa cage, qui refuse de purger sa peine durant neuf mois et qui exige qu'on la libère sur-le-champ. Et vous savez quoi? Je parie que cette chipie-là se reproduit par centaines d'exemplaires. Comme les bébés et comme les rats.

꒰ঌ

Tout à coup, cet après-midi, la chipie a craqué. Je ne sais pas ce qui m'a pris, j'ai perdu la tête. Comprenez-moi bien: je n'ai ni pleuré ni piqué une crise de nerfs. Non. J'ai fait pire.

Je poireautais devant la vitrine du magasin depuis

une bonne demi-heure. De temps à autre, je jetais un coup d'œil aux alentours pour m'assurer que personne ne m'avait reconnue. Je me trouvais déjà assez ridicule, je n'avais pas besoin que quelqu'un se moque de moi en plus. Subitement, la main de mon inconscient m'a poussée à l'intérieur du magasin. Le petit pyjama rouge flottait sur son cintre tel un drapeau. C'était un minuscule morceau de tissu découpé comme le sont les habits des poupées. Un bout d'étoffe rouge orné de petits carrés colorés. Sur l'étiquette, on pouvait lire : « nouveau-né cent pour cent coton ».

Jusqu'à aujourd'hui, je me suis retenue pour ne rien acheter. Jusqu'à aujourd'hui, je m'entête à croire que je vais accoucher d'un courant d'air. Le sentimentalisme entourant l'attente m'exaspère. Ce n'est pas parce qu'on est enceinte qu'on doit forcément sombrer dans la mièvrerie. On peut être enceinte sans être atteinte de gâtisme, sans perdre son esprit critique, vous savez. En tout cas, moi je le sais, du moins je le savais. Car aujourd'hui, ma belle distance critique est tombée à l'eau. Aujourd'hui, devant ce petit pyjama rouge à la coupe parfaite, ce petit pyjama vivant qui trottinait presque tout seul dans le magasin, ce petit pyjama mignon comme tout, j'ai senti quelque chose d'inattendu monter en moi, quelque chose de chaud et de violent. C'était tellement inattendu, tellement gênant que j'en rougis encore intérieurement.

— Voulez-vous un emballage-cadeau ?, m'a demandé la vendeuse.

— Euh, ai-je bafouillé, prise de court.

— À moins que ça soit pour vous... enfin pour...

— Pour moi ? Non, non ! C'est pour une amie qui... qui vient d'accoucher.

— Mais vous, vous êtes aussi enceinte, a insisté la vendeuse.

– Moi ? Non.

– Excusez-moi, je croyais...

– Ne vous en faites pas. Tout le monde trouve que j'ai beaucoup grossi.

CHAPITRE 4

Maman last call

J'ai très mal dormi la nuit dernière. À exactement 3 h 15 du matin, j'ai heurté un glacier de plein fouet. J'ai senti son ombre descendre sur moi et m'envelopper lentement. Je me suis réveillée en claquant des dents, le corps entier secoué de spasmes irrépressibles. Il faisait un froid de loup dans la chambre. Je ne reconnaissais plus les meubles ni les murs qui s'inclinaient dangereusement sur moi. J'ai tendu la main pour rabattre la couverture, mais il n'y avait qu'un drap aussi mince qu'une feuille de papier de verre. Je me suis redressée dans le lit en continuant à trembler comme si une volonté divine me secouait pour me faire entendre raison. Ma main a frôlé un genre de manette que j'ai actionnée nerveusement. La porte s'est ouverte et un ange en uniforme blanc est entré.

— Je meurs de froid, ai-je dit à l'ange en desserrant légèrement les dents.

– C'est normal, m'a répondu l'ange en glissant un thermomètre sous ma langue. Elle a ensuite sorti d'un placard à balais une couverture dont elle m'a recouverte comme on le fait pour les naufragés.

Pendant que je continuais à trembler de toute ma carcasse ébranlée, l'ange me bordait tranquillement, avec des gestes méthodiques de bordeuse professionnelle.

– Ce sont les nerfs, a-t-elle ajouté pour mon information.

– Hum, hum, ai-je marmonné, la bouche pleine de mercure et de verre.

Quelques instants, je me suis réconciliée avec l'idée que je n'avais pas buté contre un glacier, mais contre les récifs de mon identité. Donc, mon corps était en parfait état. Seule ma tête était fêlée: une idée pour le moins rassurante dans la mesure où j'étais née ainsi et mourrais probablement dans le même état. Une fêlure de plus ou de moins importait peu à ce stade-ci.

L'ange a retiré le thermomètre, l'a examiné à peine quelques secondes avant de décréter que tout était parfait. Elle a éteint la veilleuse et, au moment où elle amorçait sa sortie, je n'ai pu m'empêcher de demander d'une toute petite voix.

– Est-ce, est-ce... Est-ce qu'il dort?

– Qui, ça? a demandé l'ange à qui il venait subitement de pousser des cornes, dans mon imagination du moins.

– Le... Le... Mon...

Comprenant subitement où je voulais en venir, l'ange déclara que ce n'était pas de son rayon. Elle a ajouté toutefois pour me rassurer: «J'imagine qu'à cette heure, il doit dormir. Je ne vois pas ce qu'il pourrait faire d'autre.»

La croyant sur parole, j'ai poussé un soupir de soulagement et laissé la chaleur des couvertures faire son œuvre de calmant.

— Vous voulez que je m'informe pour qu'on...?
— Non, non, me suis-je empressée de répondre.
Demain, demain.

❦

Bon voilà, c'est fait, je suis une vraie femme. J'ai mis au monde un enfant. Un vrai. Sans blague. Demandez aux infirmières de la pouponnière. Il est au fond de la pièce à gauche, dans un lit qui ressemble en fait au compartiment à viande de mon frigo. Il est d'ailleurs emmailloté comme un saucisson et, ne serait-ce du petit bracelet en plastique qui arbore son nom, j'ignore si mon instinct maternel naissant saurait faire la distinction entre tous les bébés qui poireautent à la pouponnière.

D'ailleurs, cette histoire d'instinct maternel m'énerve un peu. Depuis qu'il est né à l'heure où on sort habituellement de table, je me sens moins comme une mère que comme un chasseur qui émerge du bois avec sa proie. C'est drôle à dire, mais j'ai davantage la fierté virile que la fibre maternelle. Je n'ai pourtant pas accouché dans les fougères ni par la force des fusils. Disons que l'événement m'a rapprochée de la nature: la mienne, je veux dire.

«Maman», je ne cesse de répéter le mot, comme si je venais de le découvrir en ouvrant la mauvaise page du dictionnaire. Je n'y crois pas encore moi-même, mais j'imagine qu'il ne s'agit que d'une question de temps.

Et puis, je n'ai qu'à jeter un coup d'œil sur le paysage environnant pour être convaincue que je suis bel et bien une nouvelle mère et que, de l'autre côté de la porte, repose un nouvel enfant. Il y a des choses comme ça qui ne mentent pas.

Par exemple, la pièce où je me trouve actuellement.

Plus laid que ça, t'ose même pas faire une vente de garage. Ils appellent cela une chambre d'hôpital! Ils veulent rire ou quoi? Même Murielle Millard a plus de goût que ça! Je ne devrais toutefois pas me plaindre. Je suis ici en pleine connaissance de cause. Personne ne m'a obligée à accoucher à l'hôpital. C'est moi qui l'ai voulu. Je n'aime pas les hôpitaux, mais je les préfère au prélart de ma cuisine ou au tapis de mon salon. C'est plus fort que moi. Je ne suis absolument pas du genre à accoucher comme une chatte en présence de la parenté et des amis. Je ne tiens pas non plus à ce qu'une sage-femme qui se prendrait pour ma mère fasse revenir mon placenta au persil et aux petits oignons.

J'insiste: les choses doivent se dérouler selon les règles de l'art. Un accouchement n'est pas une partie de plaisir ni une occasion pour faire la java. C'est un événement médical, une production à risques, à mi-chemin entre une transplantation du rein et une greffe cœur-foie-poumons.

Si j'étais née au Moyen Âge, je ne dis pas. Comme je suis une fille de mon siècle, j'entends profiter pleinement de la déshumanisation de la science et de l'abondance des médicaments.

∽

Il paraît que j'ai mis quinze heures à accoucher. Trois jours me semble une approximation plus juste, mais va savoir. Je ne me rappelle pas de grand-chose sinon le buffet libanais que je n'ai jamais digéré. Mes excuses au Liban, mais plusieurs siècles devront s'écouler avant que je ne mange de nouveau du poulet à l'ail.

À bien y penser, je me souviens très bien maintenant. Nous étions attablés au resto libanais du coin, un trou sinistre dont les propriétaires attendaient la canicule de juin pour enfin décrocher les guirlandes de Noël. Soudainement et sans avertissement aucun, j'ai senti quelque chose d'humide qui dégoulinait le long de mes jambes. Je me suis levée en pensant que c'était peut-être le plafond qui coulait. Mais non. Le plafond était sec et la flaque sur la banquette pas assez sucrée pour imiter le Coca-Cola.

– Tu ne pouvais pas te retenir, m'a chuchoté le père en regardant par-dessus son épaule au cas où il y aurait eu des témoins.

– Je ne comprends pas, ai-je répondu d'un air perplexe.

– Va donc faire un tour aux toilettes, m'a-t-il conseillé.

– Je n'ai pas envie.

– Vas-y quand même, l'envie viendra en marchant.

Lorsque je suis sortie, le père n'a pu s'empêcher de remarquer que j'étais un peu pâle.

– Et alors?, m'a-t-il demandé avec appréhension.

– De deux choses l'une : ou bien ma vessie est un panier percé ou bien je viens de crever mes eaux.

– Quoi!, s'est-il écrié en bondissant de la banquette.

– Calme-toi. J'ai peut-être simplement trop bu.

– Mais t'as rien bu de tout le repas, a-t-il poursuivi en manquant renverser mon verre d'eau, plein en effet.

– Arrête de paniquer. D'abord, je dois seulement accoucher la semaine prochaine et puis, en principe, quand une femme crève ses eaux, c'est un peu comme lorsqu'un barrage saute à Manic 5.

Le père ne m'écoutait déjà plus, trop absorbé par la petite monnaie qu'il avait éjectée de sa poche et qui se répandait aux quatre coins du tapis maculé de taches et de chiques de gommes. À quatre pattes sous une chaise, il essayait en vain de rattraper une pièce de 25 cents. Cette pièce était son passeport pour l'avenir. Elle lui permettrait d'appeler à l'hôpital et de savoir si, oui on non, le grand soir était arrivé.

Quand il a raccroché le téléphone, le grand soir semblait terminé vu la gueule d'enterrement qu'il faisait. Son visage n'était pas blanc mais vert. Un vert pâle tirant sur la guirlande de Noël décolorée par le soleil.

– Il faut aller à l'hôpital immédiatement, il n'y a pas une minute à perdre, allez, vite!, fit-il avec une voix suppliante, s'emparant de mon manteau et me donnant par inadvertance une grande gifle avec la manche.

– Pas de panique, ai-je répondu calmement. On va d'abord payer, puis on va aller tranquillement à la maison faire notre petite valise. Après quoi, si les vents sont favorables et les astres cléments, nous prendrons le chemin de l'hôpital et nous ferons ce qui doit être fait.

– Tu veux accoucher ici ou quoi? fit-il avec effroi.

– Non, mais j'aimerais bien que tu relaxes ton sexe. Après tout, ce n'est quand même pas toi qui accouches, non?

– Des fois, je me le demande, a gémi le futur père.

Je ne vous raconte pas en détail la course à obstacles dans la maison. Le père a foncé en aveugle dans les meubles et sorti des tiroirs éventrés des millions de pulls, d'écharpes et de tuques comme si nous nous préparions pour une expédition polaire. À le regarder aller, j'en développais un tournis et un mal de cœur de plus en plus insistant. Quant aux fameuses contractions, elles se faisaient tellement discrètes que j'en suis venue à douter de leur volonté d'expulsion.

– Peut-être a-t-il changé d'idée, ai-je dit au père qui bourrait sa valise et la mienne en les confondant.

– Qui ça?, a-t-il rétorqué avec agacement.

– Le facteur évidemment.

– Qui, quoi... De quoi parles-tu?, a-t-il hurlé comme un pendu.

– Je parle du bébé. Il paraît que des fois, il refuse de sortir.

– Tant pis pour lui, trancha le père. S'il résiste, je le sortirai à la force de mes poignets.

– Dois-je te rappeler que c'est un accouchement, pas un concours de tir olympique.

౼

La voiture a refusé une première fois de démarrer et, lorsqu'elle s'est enfin ébranlée, les pneus se sont enlisés dans une purée de neige glacée. J'ai offert mes services pour pousser mais le père m'a regardée, horrifié, comme si je venais de lui proposer d'exécuter notre enfant.

– Je plaisantais, ai-je dit pour le tranquilliser.

Mais impossible de rassurer un homme qui confond la durée d'un accouchement avec le temps de cuisson d'un œuf à la coque.

Lorsque nous sommes arrivés à l'urgence, la préposée à l'accueil a cru que le père était pris d'un malaise et lui a proposé un fauteuil roulant.

– Ma femme va accoucher d'une seconde à l'autre, haleta-t-il.

– Dans ce cas-là, sortez vos cigares, a-t-elle répliqué pour le dérider. Mais le père ne l'écoutait plus depuis longtemps, tout fasciné qu'il était cette fois par la cloche de l'ascenseur.

Jusque-là, j'étais restée calme et semblais à peine concernée par ce qui m'arrivait. Pourtant, à l'étage des naissances, l'agitation du père et l'intensification des contractions m'ont envoyé un message clair. Bébé avait reconnu les lieux. Bientôt il voudrait les visiter, même si «bientôt» est un mot à durée relative quand on cherche à sortir d'un tunnel privé d'électricité.

On m'indiqua une chambre, la 10 je crois, et en y

entrant j'ai compris soudain que je devrais y jouer une pièce avec un partenaire avec lequel je n'avais jamais répété. Qui déclamerait la première réplique et au bout de combien de temps?

Les reins déchirés par des coups d'épée, je me suis allongée sur le lit à géométrie variable et j'ai calculé la distance qui me séparait du lavabo. Le père, pendant ce temps-là, s'occupait du volet musical en posant, dans un équilibre précaire, le radiocassette sur le comptoir.

La musique, c'était l'idée d'une infirmière qui nous avait fait un tour guidé des lieux deux mois plus tôt. Elle nous avait conseillé Chopin ou de la musique Nouvel Âge. À quoi le père avait répondu que ce n'était pas assez joyeux. J'avais tranché la question en déclarant:

— Tu pourras faire jouer tout ce que tu veux sauf Jacques Brel et Julio Iglesias.

Pourtant, en entendant fuser les premiers accords des voix bulgares, j'en suis venue à penser que Julio n'aurait pas été une si mauvaise idée. Avec lui au moins, j'aurais pu me défouler. Julio maintenant réduit au silence par une bande de Bulgares, il ne me restait plus qu'à en vouloir à toute l'humanité.

— Baisse la musique, ai-je ordonné au père, je ne m'entends plus penser.

— Respire donc au lieu de penser.

Pour une fois le père avait raison. Non seulement je ne pensais plus, mais je retenais mon souffle comme si j'étais Sylvie Fréchette privée de son pince-nez.

Si j'avais su un jour respirer convenablement, ce jour-là était désormais chose du passé.

— Souviens-toi du cours prénatal, fit le père en mimant l'expiration et l'inspiration.

— Comment veux-tu que je me souvienne de quoi que ce soit quand j'ai l'impression qu'un lutteur bulgare est assis sur ma poitrine et s'amuse à la broyer?

64

Le père s'est empressé d'éteindre la musique et je me suis précipitée vers le lavabo.

Cinq heures plus tard, les contractions de plus en plus intenses avaient opéré un curieux changement en moi. Je n'étais plus une femme ni un humain, mais une sorte d'hybride ou, si vous voulez, un croisement entre le porc-épic et le tyrannosaure.

Dès que la porte s'ouvrait pour laisser passer une infirmière, je rugissais avant de me hérisser intérieurement. Je ne pouvais pas supporter la présence du moindre étranger dans la pièce qui rapetissait après chaque contraction.

Un accouchement est peut-être un heureux événement, mais ce n'est quand même pas un barmitzvah. Sans compter que, à ce stade-ci du labeur, j'étais aux prises avec un nouveau dilemme : demander une péridurale et être considérée comme une mauviette ou refuser toute assistance chimique et revivre au ralenti le massacre des Saints Innocents.

L'envie de céder à la mauviette intérieure me minait le moral. Ce n'est pas parce qu'une femme a les quatre fers en l'air qu'elle en perd sa fierté, vous savez. Sans compter que le code est, de nos jours, on ne peut plus clair. Si on ne souffre pas en accouchant, on se retrouve au banc des accusés pour fraude morale.

Le kick de l'accouchement moderne, c'est d'avoir tellement mal que ça finit par faire du bien. C'est de souffrir stoïquement comme un bon petit soldat. C'est de préférer arracher son bébé de son ventre plutôt que de se le faire livrer par césarienne. L'accouchement aujourd'hui se vend à l'état naturel, sans additifs, sans produits chimiques, sans calmants. Un accouchement cent pour cent sensations. Amen.

෴

J'ai regardé l'horloge sur le mur, calculé rapidement
le nombre d'heures écoulées — cinq heures — divisé
le nombre d'heures par l'intensité de mes contractions
sur l'échelle Richter, comparé l'air vaguement lunatique
du futur père à l'air lessivé du médecin, tout cela entre
quatre contractions. Puis, n'en pouvant plus, j'ai demandé au docteur d'une petite voix honteuse si je
ne pouvais pas avoir une piqûre, rien de sérieux, juste
une mini-dose de rien du tout pour me permettre de
respirer pendant quelques instants. J'ai cru qu'elle m'en-
verrait paître ou me demanderait de patienter jusqu'à
l'année prochaine. J'imaginais déjà son sermon sur ma
lâcheté et mon incapacité chronique à être une vraie
femme et à vivre pleinement toutes les étapes de la
procréation.

— Alors, docteur? ai-je fait avec un filet de voix.

— J'attendais que tu me le demandes, a été sa réponse.

Un ange a passé, un autre est entré avec l'énorme
seringue, je me suis tournée sur le côté et, en l'espace
de quelques secondes seulement, j'ai quitté l'enfer pour
un paradis cent pour cent artificiel.

Étendue sur mon lit à géométrie variable, le sourire
fendu jusqu'aux oreilles, je flottais sur un nuage cent
pour cent coton. Tout à coup il n'y avait plus d'urgence,
plus de pression sur ma poitrine, plus même de raison
d'accoucher. J'étais bien, détendue, dilatée, réconciliée
avec moi-même et prête à maintenir cet état proche du
nirvana pour les vingt prochaines années.

∽

Dix heures plus tard, je n'avais toujours pas accouché. Le futur père qui avait été jusque-là d'une patience
à toute épreuve commençait à trouver le temps long.
Quant au docteur, après dix accouchements en ligne à

peine ponctués de quelques pauses pipi, elle envisageait de changer de métier.

— Faudrait peut-être faire un effort, offrit timidement le futur père.

J'ai voulu le crucifier sur-le-champ, mais de nouvelles contractions m'en empêchèrent. J'ai entendu des voix qui chuchotaient dans mon dos et quelqu'un qui émettait une sorte de bulletin de météo sur l'état de ma dilatation. Impossible de faire marche arrière. J'étais complètement dilatée et enfin prête à accoucher.

— Donnez-moi quinze minutes que je me refasse une beauté, ai-je plaisanté.

Mais la plaisanterie avait assez duré, comme me l'a fait remarquer une sorte de caporal, ex-bonne sœur recyclée chez les infirmières, qui servait le même catéchisme à toutes les futures mamans. Elle les confondait les unes avec les autres et avait inventé à leur intention un même cri de ralliement: POUSSE, MAMAN!

Lorsque pour la huitième fois elle me servit son célèbre POUSSE, MAMAN, je lui ai lancé sur un ton furibond:

— Mon nom, c'est Joséphine. Cessez de m'appeler maman!

— J'ai pas la mémoire des noms, fit la vieille criss sans s'excuser.

La minute d'après, elle revenait à la charge en m'appelant de nouveau POUSSE, MAMAN!

— JOSÉPHINE!, ai-je hurlé à pleins poumons.

— Ça sert à rien de crier, Maman, si tu ne pousses pas en même temps, a-t-elle rétorqué.

Papa a coupé le cordon pendant que Maman sombrait dans les vaps, soulagée que toute l'aventure soit enfin terminée et pas encore assez lucide pour comprendre que ça ne faisait que commencer.

La tradition veut qu'au moment précis où Bébé se

trouve enfin à l'air libre, Maman s'empare immédiatement de la marchandise et fasse mine de vouloir la garder collée contre elle pendant cent ans.

Fouillez dans n'importe quel album de photos abandonné sur une table à café et vous trouverez la photo de la maman tout sourire qui serre son rejeton encore tout sanguinolent, l'air de dire il est à moi, O.K. là ? Dans mon cas, ni la tradition, ni le réflexe animal, ni le sursaut du propriétaire n'ont fonctionné. Je ne m'en vante pas, je constate. Étendue de tout mon long, les bras en croix, j'attendais qu'on me dise quoi faire. Mais comme j'avais choisi d'accoucher à l'hôpital plutôt que chez IKEA, personne n'a eu le réflexe de me tendre le mode d'emploi.

Au loin, par-delà la dune de mon ventre et les floches de brume qui obstruaient mon champ de vision, une sorte de petit paquet gluant de type protozoaire gigotait comme un poisson sans que je parvienne à faire le lien entre lui et moi. Un peu comme lorsqu'on se réveille au lendemain d'une sévère cuite ou d'un accident de la route, dans le lit d'un étranger ou tout nu sur une civière.

D'une manière ou d'une autre, on n'a qu'une idée en tête : se rendormir ou se pousser au plus sacrant.

Je n'ai fait ni l'un ni l'autre. J'ai seulement regardé l'étranger à côté de moi qui soulevait le petit paquet dans les airs et qui le plaquait contre son sein subitement maternel. Devant ce mouvement très lent, presque au ralenti, je n'ai même pas songé à protester ou à invoquer la charte de mes nouveaux droits. Je ne pensais à rien. Ni à moi, ni à l'étranger, ni au petit paquet que le destin venait de glisser entre nous à jamais.

À rien, vous dis-je, sinon aux cinq orteils qui garnissent habituellement le pied.

— Je crois qu'il lui manque un orteil ai-je lancé à personne en particulier.

J'avais prononcé la phrase sur le ton détaché du scientifique qui observe une cellule à la loupe et lui découvre une irrégularité. C'était un constat objectif, une observation froide, glanée au passage, rien d'émotif ou qui puisse s'apparenter à un début de panique. Tiens, il lui manque un orteil, comme tiens, il a les yeux bleus, un bouton sur le nez et une virgule entre les deux jambes. Aussi bête que ça.

Papa n'a guère apprécié la remarque. Il s'est dépêché de décoller Bébé de son giron afin de s'assurer que Maman radotait et accusait injustement une pauvre petite chose qui terminait à peine sa première minute sur terre. Non mais...

Papa n'a pas apprécié, mais je suis prête à mettre ma main au feu qu'un éclair de doute l'a traversé avec une fulgurance qu'il n'admettra jamais.

Pauvre Papa, imaginez la gueule qu'il fera dans vingt ans quand Bébé viendra lui annoncer qu'il abandonne le droit pour la nage synchronisée.

Heureusement pour lui, j'avais, sur une impulsion, parlé pour ne rien dire. Bébé était parfait. Il ne lui manquait aucune pièce. Papa soupira d'aise en serrant contre lui son champion. Je les ai contemplés tous les deux un bref instant en ne pensant toujours à rien sinon qu'on venait d'éviter la catastrophe. Et une vaine attente au comptoir des retours chez Canadian Tire.

CHAPITRE 5

Vive la pouponnière

— Alors comment on se sent?

C'est mon père qui pose la question. Mon père a le don de poser des questions au mauvais moment. Il me poserait la même question aujourd'hui, je lui écrirais un roman. Mais là, à peine vingt minutes après que j'ai accouché, vous avouerez que la question est pour le moins prématurée.

Je viens de quitter la chambre des naissances pour la salle de récupération, c'est-à-dire la cellule d'hôpital d'où je sortirai en principe complètement métamorphosée. Une bande d'anges ont kidnappé Bébé et lui prodiguent mille soins à la pouponnière. Grand bien lui fasse, car sa mère pour l'instant n'est pas vraiment sa mère. Disons qu'elle est moins sa mère que l'ombre de celle-ci.

J'ai envoyé Papa prendre l'air et me chercher des

71

raisins muscats. Ne me demandez pas pourquoi des raisins plutôt que des endives. Je n'aime ni les uns ni les autres sans compter qu'ils sont hors de prix. Mais, pendant que j'accouchais, j'ai eu une vision. Je voyais de grosses grappes de raisin violet qui se balançaient dans les airs et qui assommaient les infirmières. J'ai pris mes hallucinations pour la preuve que j'étais sauvée. Mon enfant aurait peut-être la peau violette, mais il ne serait pas une pâte alimentaire.

Ma mère m'a raconté qu'un incident similaire s'est produit à ma naissance. Je n'étais pas sortie de son ventre qu'elle réclamait un régime de bananes. Elle avait sans doute eu peur de mettre au monde un singe. Comme quoi une femme qui accouche finit toujours par se trahir.

Quoi qu'il en soit, j'ai envoyé le père de mon enfant se perdre dans le trafic le temps que je reprenne mes esprits. Je croyais enfin avoir la paix quand bing, bang, la porte s'ouvre et grand-papa-pour-la-première-fois entre et me tend le micro comme si j'étais la première femme qui venait d'accoucher au Canada.

— Alors comment on se sent?

— Uhhh... j'avoue que je n'y ai pas encore pensé.

— Comment ça?... T'es une mère maintenant...

— Ça fait vingt minutes, papa, laisse-moi le temps de m'habituer.

— Tu sauras, ma fille, que vingt minutes dans une vie, c'est une éternité. Demande-le à ton petit. Il a déjà vingt minutes de fait, ce qui revient à dire que depuis qu'il est au monde, il ne cesse de vieillir.

— Tu l'as vu au moins?

— Je n'ai vu que lui.

— Son père trouve qu'il te ressemble comme deux gouttes d'eau.

— Pourquoi penses-tu que je le trouve si beau?

Rien à faire. Ce bébé ne cesse de m'échapper. Tout à l'heure c'était son père, maintenant c'est le mien. Depuis qu'il est né, tout le monde exige un droit d'auteur sur sa personne, sauf celle qui l'a mis au monde. Évidemment, j'ai mes raisons. Pour être franche, je crains déjà qu'il ne me demande des comptes, dans le genre : c'est quoi l'idée de me faire à un âge aussi avancé ? T'aurais pas pu te décider avant ? Le pire, c'est qu'il n'aurait pas tort. Maintenant que c'est fait et que l'affaire est réglée, je serais prête à recommencer demain matin. Enfin, c'est ce que je me dis au chaud dans ma chambre d'hôpital.

Un bébé ? Y'a rien là. Je peux vous en faire une demi-douzaine à l'heure. Les faire, dis-je. Pas forcément m'en occuper.

Grand-papa est parti, Papa est revenu. Il n'a pas trouvé de raisins muscats. Je me suis trompée de saison. Pour me consoler, il m'offre une douzaine de roses qui explosent comme un feu d'artifice chinois sur le mur rose dentier. Et pendant que les roses explosent, je ne sais pas ce qui me prend, je fonds en larmes, j'éclate en sanglots, je me liquéfie dans un océan de sentiments confus et contradictoires où le soulagement côtoie la peur, où le bonheur se promène au bord du vide, où la femme qui frise la quarantaine se sent non pas comme une mère mûre et nourricière, mais comme un ti-cul de douze ans.

Je suis exténuée, mais la fatigue physique n'est rien en regard de cette étrange sensation qui me noue le bas-ventre comme le lointain rappel d'un coup de couteau. En même temps, je n'ai mal nulle part sinon à l'âme. Et encore, le mal est tellement diffus que je ne suis pas certaine qu'il ne s'agisse pas d'une sorte de bien-être pervers, un bonheur tellement grand que devant lui, je ratatine.

Chose certaine, le chasseur téméraire qui sortait de

la salle d'accouchement en brandissant fièrement sa proie m'a fait faux bond. Je suis peut-être encore fière, mais je suis surtout totalement terrorisée.

Bonjour la femme forte, la femme de carrière, la femme qui se prend pour un homme à force de ne plus se sentir pisser. Ne le dites à personne, mais c'est la première fois de ma vie que je me retiens pour ne pas hurler.

∽

On m'a dit que je devais rester à l'hôpital pendant soixante-douze heures, le temps que j'apprenne à respirer par le nez. Trois jours à l'hôpital lorsqu'on n'a pas le cancer, c'est du grand luxe. C'est presque mieux qu'à l'hôtel surtout que, d'ici quelques années, cet hôtel-là risque de fermer. À l'avenir, dès que les mères auront accouché, on les roulera sur une civière jusqu'à la maison. Fini le niaisage. Une femme qui accouche est une femme en bonne santé. Qu'elle laisse les maladies aux malades et les lits aux alités.

Personnellement, je prolongerais le séjour d'une ou deux semaines, histoire de m'habituer à ma nouvelle personnalité. Je soupçonne que cette proposition serait refusée à l'Assemblée nationale et qu'aucun ministre de la Santé ne serait assez fou pour la cautionner. Dans un premier temps, ça coûterait trop cher. Dans un deuxième temps, la mère moderne crierait à la détention forcée.

Car ce n'est pas sans raisons que les gouvernements se permettent de rogner sur les frais d'hôtel et la durée de la convalescence. Ils ont l'appui inconditionnel de la mère moderne. Cette dernière est déjà déçue d'accoucher dans ce qu'elle considère non pas comme un hôpital mais comme un pays étranger. Elle n'a pas encore accouché qu'elle souffre du mal du pays. Elle se plaint

de tout: de la lenteur du service, de la fadeur de la
bouffe, de l'air bête du personnel et de la barbarie de la
culture d'entreprise. Les rapports se détériorent après l'accouchement.
Non seulement Madame n'est pas chez elle, mais elle se
sent bafouée dans sa liberté et brimée dans la jouissance
de son enfant.

La nouvelle mère moderne est par définition con-
viviale et un tantinet exhibitionniste. Elle vient de mettre
au monde une œuvre d'art. Elle veut qu'il y ait beaucoup
de monde à son exposition. Qu'importe que la peinture
sur le canevas ne soit pas encore sèche ou que le nourrisson soit sensible aux foyers d'infection, Maman insiste
pour que les visiteurs soient nombreux et qu'ils mani-
pulent son rejeton avec force exclamations.

Tant mieux pour elle. C'est son opinion et non la
mienne. Je suis peut-être neurasthénique mais, pour
l'instant, je n'ai pas envie de voir qui que ce soit ni de
me ruer sur le téléphone pour annoncer la grande
nouvelle. Pour l'instant, j'essaie seulement de survivre
entre deux montées de lait. Mes seins sont tellement
irascibles qu'il suffit que je les regarde de travers pour
qu'ils m'élancent et se mettent à pisser une rivière.

Dès que Bébé approche, ils ne se possèdent plus. Les
voilà qui s'excitent et s'énervent, qui se tendent et s'arc-
boutent comme les valves d'un bar laitier. Ils sont la
preuve vivante que l'instinct maternel existe, bien que je
n'aie rien fait pour le provoquer.

∽

Comme il est mignon!, s'exclament-ils tous en
gloussant autour de la lèchefrite sur lequel repose Bébé
qui ressemble à un dindon.

Quel jour sommes-nous? Je l'ignore. Peut-être le soir

même, peut-être le lendemain. Tout ce que je sais, c'est qu'il y a du monde dans ma chambre et que je me sens de trop. Accoucher n'est rien. Le plus difficile, c'est de garder le sourire lors du grand débarquement. Ma chambre ressemble maintenant à la gare centrale. Les visiteurs s'y succèdent comme les convois du CN. Les grands-parents d'abord. S'ils sont encore ensemble ça va, mais pour peu qu'ils soit séparés et remariés, ils se retrouvent huit autour du berceau à faire guili-guili en chœur et à se disputer l'attention défaillante de Bébé.

Puis viennent les frères, les sœurs, les tantes, les amis, les cousins-cousines, les voisins, les collègues de bureau, toute une population joyeuse et excitée, armée jusqu'aux dents de toutous ou de pyjamas à pattes, taille pygmée. À qui ressemble-t-il? Lourd silence. Il ne ressemble à personne ou plutôt il ressemble à quelques détails près à tous les autres bébés. Comme eux, il a l'air d'avoir quatre-vingt-douze ans et ne manifeste pas la moindre envie de s'intégrer.

Tous les bébés naissants ont ce même air buté, les yeux clos, la bouche amère et de petites jambes qui rêvent de donner des coups de pied. Visiblement, ils ne digèrent pas d'avoir été entraînés malgré eux dans cette galère.

Grand-papa n'en finit plus de tenir son petit-fils à bout de bras comme une toupie. Quant à moi, chaque fois que je le prends dans mes bras, je lui pose toujours la même maudite question. Je ne suis pas une mère. Je suis un disque rayé.

— T'es qui, toi?, que je lui répète sans arrêt en me disant bien qu'un jour non seulement il ne me répondra pas mais il me foutra son poing sur le nez.

— Est-ce qu'on s'est déjà rencontrés quelque part?

Pour toute réponse, sa petite main s'est enroulée autour de mon index et l'a serré comme la manette

76

d'une auto téléguidée. J'en ai immédiatement conclu que, pour un garçon, il avait de la suite dans les idées.

L'index paralysé et le cerveau en compote, j'ai continué mon boniment sénile jusqu'à ce que je bute par hasard sur mon reflet dans le miroir. J'ai été tellement sidérée par cette image incongrue de moi-même qui épelait «Maman» en grosses lettres sucrées que j'ai failli laisser tomber Bébé, qui entre-temps s'était endormi en bavant, l'air de dire: pauvre folle, si seulement tu savais ce qui t'attend.

cᴾ

Pour l'instant, lui et moi, nous faisons encore chambre à part. Nous nous retrouvons régulièrement à heures fixes pour dîner, après quoi chacun reprend le cours de sa vie. Vous me direz que je n'ai pas de cœur pour ainsi laisser la chair de ma chair en consigne à la pouponnière.

Le fait est que la pouponnière s'avère, à mon avis, l'une des grandes réalisations de l'humanité. On se colle le nez contre sa vitre comme on se braque devant la télé. On sait que le bébé existe, mais on n'est pas obligé de l'assumer. C'est une sorte de *no man's land* ou, si vous voulez, une agence de rencontres où l'on peut apprivoiser l'idée d'être mère sans paniquer.

Et fiez-vous à moi pour la panique. Depuis que Bébé est né, c'est mon activité préférée. Pas une heure ne passe sans que j'aie des sueurs froides à l'idée de la couche qu'il va bientôt falloir changer. S'il n'était pas si minuscule, je ne dis pas, mais changer une couche à un nouveau-né c'est comme essayer de danser le cha-cha-cha avec une fourmi sans lui écraser les pieds.

L'infirmière a beau me répéter que les nouveau-nés sont plus résistants qu'il n'y paraît, chaque fois que je

77

le prends dans mes bras, je ne vois que des éclats de porcelaine et de verre. Ses mains sont des œuvres d'orfèvre, son corps, le travail d'un maître pâtissier, son visage, un océan où je m'enfonce sans pouvoir nager.

À ce stade-ci, j'avoue qu'il y a encore quelque chose d'irréel dans le fait d'avoir mis au monde un enfant. Une seconde, il n'existait pas, la seconde d'après, coucou!, il est là. Je l'ai attendu durant des mois en me racontant toute sortes d'histoires, en dessinant son portrait-robot, en tentant d'imaginer son visage et sa voix. Puis là, plus aucune histoire ne tient, plus rien ne tient sauf ce petit paquet de sept livres et quart qui, un jour, en pèsera peut-être deux cents et m'enverra promener.

Je l'ai voulu, c'est vrai (enfin, presque), mais il s'est fait de lui-même. C'est du moins ce que je m'évertue à croire. Force m'est de constater que j'ai raison.

Je n'ai jamais pu choisir s'il aurait les yeux bleus ou noirs, une tête de cochon ou un caractère de chien. Je n'ai rien choisi finalement, sinon que de le faire.

Dans le fond, les grands naïfs de l'histoire sont les parents. Les enfants décident tout du début jusqu'à la fin. J'irais encore plus loin. Ce sont eux qui, en dernière instance, choisissent leurs parents. Quelque part au ciel ou sur la planète Mars, un entremetteur leur distribue des albums de photos et des CV. Les enfants à naître étudient scrupuleusement la documentation avant de faire leur choix.

Souvent ils n'arrivent pas à se brancher et désignent plusieurs parents à la fois. Ils ne les font pas parader en maillots de bain mais ce n'est pas l'envie qui leur manque. Bref, tout se passe à notre insu, dans le secret des limbes.

J'ignore comment tout cela s'organise, mais je sais seulement que, neuf mois plus tard, les enfants à naître accouchent de leurs parents. S'ils ne sont pas satisfaits, ils n'ont qu'eux-mêmes à blâmer.

Vous comprendrez que cette théorie, pour boiteuse qu'elle soit, me réconforte. Même si elle ne tient pas debout, même si elle n'explique pas pourquoi certains enfants se trouvent aux prises avec de parfaits ploucs, même si, à ce jeu-là, une sacrée bande d'adultes seraient recalés à l'examen, je m'accroche à ma théorie. Le jour où Bébé va commencer à pester contre le service après-vente, la réplique sera déjà toute trouvée.

L'ennui, c'est que son père risque de me contredire. Pour lui, aucun enfant n'a demandé à naître. Donc, tout est la faute, la très grande faute, de ceux qui les ont mis au monde. J'ai beau lui rétorquer que si personne n'a demandé à naître, cela fait de nous tous une joyeuse bande d'irresponsables, il ne veut rien entendre.

— Jusqu'à quel âge un parent est-il responsable des conneries de son enfant?, que je lui demande.

— Toute sa vie durant, qu'il me répond.

— Avec ton raisonnement, personne n'est jamais responsable de ses actes puisque tout le monde sur terre a des parents.

— Absolument.

— Donc, quand tu me casses les pieds, c'est la faute de tes parents.

— Je t'en prie...

— C'est la faute de qui alors?

— Il y a des exceptions, plaide le père.

— Lesquelles?

— Toi, par exemple. Même si tu étais venue au monde sans l'aide de quiconque, tu serais encore la reine des emmerdeuses.

— Tu veux dire qu'il y a des cas où l'hérédité n'y est pour rien?

— On s'en reparlera dans vingt ans, veux-tu?

— C'est ça, en attendant je te tiens personnellement responsable des conneries de ton fils.

— De ses bons coups aussi, j'espère, ajoute le père.

— Non, les bons coups, je me les réserve. Il faut tout de même qu'il y ait des avantages à se faire chier durant neuf mois.

∽

Vous savez ce que je pense ? Je pense que je ne veux plus sortir d'ici. Pas pour l'instant du moins. Pas avant cent ans, j'espère. Voilà ce que je pense. Voilà ce que je hurle intérieurement. Ils ne m'entendent pas. Ce n'est pas leur faute. Pas un son ne sort de ma bouche, mes lèvres sont scellées en un rictus imbécile. J'ai le même air que toutes les autres autour de moi avec leurs peignoirs en ratine, leurs poches sous les yeux, un sourire plaqué sur le visage tel un pansement sur une blessure, la main qui fait semblant de ne pas trembler.

S'il vous plaît, gardez-moi ici encore deux semaines, deux semaines de rien du tout. Gardez-moi et faites comme si c'était moi le bébé. Foutez-moi à la pouponnière si vous voulez. Je vous jure que je me ferai toute petite. Je vous promets que mon enfant vous en sera un jour reconnaissant. Sinon c'est à vos risques et périls. Si je sors d'ici tout de suite, je ne réponds plus de rien.

— Alors, avez-vous hâte de ramener votre petit trésor à la maison ?, me demande la réceptionniste du stand central où je venais m'informer de la possibilité d'un séjour prolongé.

— Euhh... justement...

— C'est long, mais il ne faut pas perdre patience. Dans vingt-quatre heures, vous aurez votre poupée toute à vous.

— Oui, je sais sauf...

– En attendant profitez-en, reposez-vous parce qu'après ça, vous n'aurez plus une minute à vous.
– Ah non?
– Plus une minute, c'est officiel.
– Et si je ne sais pas comment... comment... m'y prendre, si je fais des erreurs, s'il y a des complications?
– Vous apprendrez sur le tas comme tout le monde. On n'a pas besoin d'un bac pour s'occuper d'un enfant, vous savez.
– Vous avez tout à fait raison. On a besoin d'un doctorat.

∽

Ce matin, l'infirmière en chef a réuni toutes les nouvelles mamans de ma formation dans la pouponnière. Ce matin, on passe aux choses sérieuses: le bain de bébé, c'est-à-dire son unique activité humaine en dehors de dormir, de téter et de roter. La leçon se donne devant les tables à langer de la pouponnière. Chaque maman est munie d'un savon, d'une débarbouillette et d'une cuvette remplie d'eau tiède.

En franchissant le seuil de la pouponnière, je suis saisie d'un violent mal de ventre qui ressemble au trac d'une actrice avant qu'elle n'entre en scène. Mais je déparle. Je ne suis pas une actrice, et le trac qui me tenaille est en réalité la crampe existentielle de quelqu'un qui s'en va postuler un poste de secrétaire d'État. J'ai pourtant pris soin de faire de nombreux exercices de respiration auparavant, mais c'est peine perdue. Le sentiment de mon incapacité chronique me démolit intérieurement. Heureusement que Bébé semble avoir compris. Il se laisse manipuler sans ronchonner.

Je ne peux pas en dire autant de son voisin, qui hurle comme un veau que l'on égorge. Ce bébé-là est déchaîné. À croire qu'en voyant sa mère pour la première fois, il a capoté. «Non, s'il vous plaît, pas elle!», s'est-il écrié à la naissance avant de monter le volume d'un cran et d'ajouter: «Faites quelque chose! Attachez-la, assommez-la, dites-lui qu'elle a raté son audition pour être ma mère!»

– Vous savonnez le bébé doucement, poursuit l'infirmière. Ne le frottez pas, ce n'est pas un meuble ni un capot d'auto.

Je rêve, ou elle se fout de notre gueule?

⁊

Je suis folle. Complètement folle. Folle de quelque chose qui ne se dit pas. De quelque chose qui se voit encore moins. Folle de son odeur. Avez-vous déjà senti un nouveau-né? C'est dément ce que ça sent bon. Un mélange d'épices et de miel, de lunes australiennes et de couchers de soleil tropicaux. C'est chaud, doux, enivrant. Dès que je le prends dans mes bras, son odeur m'imprègne et m'embaume. Je ne sens rien d'autre que lui.

Quelquefois, je me réveille en pleine nuit avec son odeur à l'esprit. Elle est vivante, vivace, tangible. C'est sa première signature, son insigne, la griffe de sa distinction.

Je ne me souviens pas toujours de son visage qui, de toute façon, change avec les heures. Parfois, j'oublie le timbre de sa voix qui module selon ses besoins mais, pour son odeur, je ne me trompe jamais.

Il paraît que les nouveau-nés ont tous leur propre odeur: un parfum unique et exclusif que personne ne saurait reproduire. Un effluve dont ils se parent pour se protéger contre l'adversité.

Ils ne sont pas fous, les nouveau-nés. Imaginez un

instant la catastrophe si nous n'étions pas capables de les sentir.

❧

Bon, ce coup-ci, ça y est. Les valises sont bouclées, les papiers signés. Ne reste plus qu'à habiller Bébé en civil et lui donner son congé de prison. Désolé mon cher, mais on ne peut pas passer sa vie à la pouponnière. La peur est revenue de plus belle. Je la croyais guérie, elle somnolait. À quelques minutes du grand départ, j'ai les mains moites et le cœur qui palpite. Dire que quelqu'un que je ne connais absolument pas vient vivre chez moi pour les vingt prochaines années. Nous ne nous sommes même pas entendus sur les conditions du bail ! S'il fallait que ma tête ne lui revienne pas ? S'il fallait que je ne sois pas à la hauteur ? Qui a caché le mode d'emploi pour être parent ?

L'hôpital nous a prévenus : interdiction de ramener Bébé en voiture à la maison sans que nous soyons munis du siège adéquat. Ne vous inquiétez surtout pas. Nous l'avons, le foutu siège d'auto, et tout le reste aussi. Nous pourrions ouvrir une mercerie pour bébés tant nous sommes équipés. Malheureusement, l'équipement ne fait pas le parent. Il l'endette seulement pour le reste de sa vie.

❧

Attention, nous venons de traverser un premier couloir sans rencontrer d'obstacle majeur. Idem pour le deuxième. Nous nous détendons un peu. Finalement, ce n'est pas si compliqué.

Le croiriez-vous ? Nous sommes à présent dans l'ascenseur. Notre premier voyage en famille. Pour l'instant, tout baigne. Bébé dort, à moins qu'il ne fasse semblant. Selon moi, il se bidonne.

— Ma parole, ils me prennent pour une bombe! doit-il se dire.

Les portes de l'ascenseur s'ouvrent. C'est un grand moment. Son premier tour d'ascenseur. Pourquoi n'applaudit-il pas?

Bon, maintenant l'auto. Où est-ce qu'elle est garée? Papa se gratte la tête, se tord le cou, ne se souvient plus. Maman recommence à paniquer et piétine sur le trottoir.

— Il va mourir d'hypothermie, c'est évident! s'écrie-t-elle en voulant rentrer illico dans l'hôpital.

Un coup de vent la bouscule. Elle redouble de panique.

— Si tu ne trouves pas la voiture tout de suite, je divorce.

— On n'est même pas mariés, répond Papa en repérant enfin la bagnole.

On installe Bébé à l'arrière. Il ne bouge toujours pas. Qu'est-ce qui se passe? Maman glisse un doigt dans la grenouillère pour s'assurer qu'il respire. La portière est grande ouverte. Un enfoiré klaxonne derrière nous.

— Pourriez pas aller parquer ailleurs?

Maman fait claquer la portière et prend place à côté de Bébé. La voiture démarre.

— Tu vas trop vite, prévient Maman.

— Je ne roule même pas à 15 kilomètres à l'heure.

— C'est trop vite, répond-elle en serrant les dents.

Ils mettent une bonne trentaine de minutes à parcourir un trajet qui habituellement en prend dix. Chaque feu jaune est accueilli avec appréhension. Les autobus font trop de bruit, les camions, trop de pollution. Quand la vie n'est pas pourrie, elle est dangereuse. Qu'est-ce qui nous a pris de mettre au monde un enfant?

CHAPITRE 6

Voyage immobile

C'est bizarre. Très bizarre. Nous sommes rentrés chez nous avec le bébé. Nous avons pris une photo de lui sur le seuil de la maison : la première fois qu'il entre au bercail. Une photo de lui dans sa chambre : la première fois qu'il couche dans son lit. Il s'est éveillé, s'est rendormi, s'est réveillé pour téter. On a pris une autre photo : la première fois qu'il tète à la maison. On a changé sa couche, on lui a présenté un toutou, on a refermé sa porte, on a retenu notre souffle, et puis plus rien. Plus rien du tout. Il s'est endormi pour la soirée. On n'a plus entendu parler de lui.

— Va donc voir s'il respire, ai-je conseillé à Papa.

— J'y suis allé y'a même pas deux minutes.

— Retournes-y donc, on ne sait jamais.

Papa est retourné, puis est revenu.

— Tout est normal, a-t-il déclaré, sauf pour le toutou. On dirait qu'il respire par le nez.

On a préparé le souper, mis un peu de musique, en sourdine bien entendu, on ne sait jamais. On a dressé la table, débouché une bouteille, allumé les chandelles comme dans le bon vieux temps. Puis on s'est assis, comme dans le bon vieux temps également.

Enfin de compte, tout était normal, sauf nous. On était raides comme des piquets, tendus comme des arcs, gonflés à l'hélium comme deux bonshommes carnaval sans personne dedans. Nos corps avaient beau être devant leur assiette, en réalité, ils n'avaient jamais quitté la chambre du bébé ni son berceau au-dessus duquel ils se penchaient avec anxiété.

– Hé!, ho!, a dit Papa en reprenant ses esprits, mange, ça va refroidir.

– Hein?... Ah oui, c'est vrai.

Nos nez ont piqué vers nos assiettes, nos dents se sont mises à mastiquer distraitement. Un ange a passé. Puis deux ou trois. Une vraie conférence internationale d'anges itinérants. J'ai relevé la tête au bout d'une heure.

– Dans le fond, ai-je constaté, rien n'a changé.

– C'est vrai, a menti papa. La maison est la même. On est assis aux mêmes places qu'avant. On bouffe ce qu'on a toujours bouffé. Bientôt on va aller se coucher et regarder le téléjournal. Ma foi, c'en est presque décevant.

– Mais alors, ai-je poursuivi, si ça ne change rien, pourquoi les gens font des enfants?

– Fouille-moi, a répondu Papa.

∽

Le bébé crie. Il crie très fort. Il crie comme un homme qui serait coincé dans un cauchemar. Pour le réveiller, il faudrait le pincer au sang. L'ennui, c'est qu'une fois réveillé, rien ne s'arrange. Il ne reconnaît ni les lieux ni les gens, il ignore ce qu'il fout ici et comment revenir en arrière. Le cauchemar des cauchemars, pour lui comme pour tout être humain, c'est d'admettre qu'on a quitté pour de bon le ventre de sa mère, et qu'on passera toute sa vie à vouloir y retourner.

Bébé a mis moins de quatre jours d'existence à comprendre cela. En cette première nuit qu'il passe à la maison, cette nuit du grand dépaysement, il se venge sur ses parents.

J'ai tout essayé : dans les bras, sur le ventre, contre mon épaule, sous mon menton. Avec un toutou ou sans. En faisant les cent pas ou en le berçant. Rien n'y fait. Il hurle tel un loup à la lune. Il hurle dans mes pauvres oreilles molles et impuissantes. J'ai beau chanter ou me taire, il m'enterre de ses hurlements.

Ce que je redoutais le plus au monde, la chose à laquelle je n'osais penser de peur qu'elle se réalise, semble être en train de se produire. J'ai mis au monde un insomniaque, une bactérie mangeuse de sommeil, un enfant qui se targuera de ne jamais faire ses nuits par esprit de contradiction, par pure obstination.

Je les connais, ceux-là. J'ai déjà vu leurs parents pâles, hagards et cernés, mentant effrontément pour épater la galerie. Ils prétendent que, au bout de trois semaines, leur poupée adorée fait toutes ses nuits sans problème. Sans problème mon œil ! La petite s'est probablement endormie par accident une seule fois et, depuis, ses abrutis de parents s'accrochent à l'espoir qu'une nuit, une de ces nuits, elle recommencera.

En attendant, ils rament comme des forcenés tous les soirs, s'engueulent en catimini pour ne pas énerver davantage la petite, comptabilisent les minutes et les heures, cognent des clous toute la nuit et se relaient aux commandes à contrecœur et en grognant. Ils sont moins des parents que des ours privés de leur hibernation...

Je les connais, ceux-là, et je connais leurs rejetons : de la graine de tyrans et de dictateurs, répliques identiques du petit tas tapageur que je tiens dans mes bras. Mon Dieu, faites quelque chose ! Délivrez-moi de ce calvaire et, surtout, faites taire ce petit monstre vociférant.

∽

Papa est venu faire un tour, agité, nerveux, fatigué. Il a pris le bébé qui a redoublé de cris. Alors il est parti se cacher et je suis restée là, en plan, à ne pas savoir que faire de mes deux bras, à me souhaiter sourde et manchote afin que cesse le martyre.

Comme première nuit, on ne peut pas appeler ça un succès. Bébé a continué à hurler de plus belle pendant deux heures ou mille ans, je ne sais plus. Je sais seulement que je titubais de fatigue avant de m'endormir en le berçant. Quand je me suis réveillée, la maison était silencieuse et Bébé dormait comme un ange roulé en boule contre mon ventre. Il était 4 ou 5 heures du matin. Je me suis levée doucement, mais pas assez pour éviter qu'il n'ouvre un œil et ne remette cela en grand. Dire que, pour au moins un an, je ne pourrai comprendre ce qu'il a, ce qu'il veut, pourquoi il rit ou pourquoi il pleure. Un an à vivre à ses côtés dans le noir le plus complet.

Il doit bien exister une raison pour laquelle les enfants ne viennent pas au monde en parlant. Ce n'est pas une question de syntaxe ou de vocabulaire. C'est autre chose. Une résistance tenace au verbe, j'imagine. Une première affirmation contre les parents. Une façon de les mettre au pas ou de leur rendre en cris, la monnaie de leur verbiage incessant.

C'est peut-être mieux ainsi. Si les enfants naissants savaient parler, ils auraient beaucoup trop de choses à nous dire. Autant les laisser hurler.

∾

Aujourd'hui, je suis sortie pour la première fois toute seule. Une affaire de rien : trois heures et des poussières, le temps d'abandonner Bébé à la gardienne et de me réfugier au cinéma. Je ne me souviens plus du film, seulement de cette sensation étrange de légèreté, doublée du sentiment d'avoir oublié quelque chose, quelque part. Une partie de moi-même peut-être ? J'ai rencontré des gens par hasard devant la billetterie. Pas des amis, juste des connaissances.

– Alors, c'est pour quand l'accouchement ? m'a demandé l'un d'entre eux.

– Euh...

– Tu dois avoir hâte ?

– C'est que....

– En tout cas, profites-en tout de suite, après cela il sera trop tard.

Je n'ai jamais eu le temps de tout expliquer ni de sortir la photo du portefeuille. De toute façon, j'oublie systématiquement les photos à la maison. Je dois le faire exprès. Je connais le potentiel explosif de leurs preuves accablantes. Tant que je peux éviter de les produire comme des cartes de crédit, je gagne du temps, je fais du surf sur mon passé. Personne ne me sait mère. Personne ne peut me reprocher d'avoir abandonné mon enfant.

Quand je suis sortie du cinéma, le type croisé à la billetterie est venu me relancer.

– Tu vas voir, la première année, c'est l'enfer. Tu vas te précipiter à l'hôpital toutes les deux minutes, tu ne pourras jamais dormir une nuit complète. Les couches, les suces, les biberons à chauffer. Penses-tu l'allaiter ?

— Justement...

— Moi, je connais une mère qui a allaité son enfant durant cinq ans, une vraie sainte. Sa fille mesure aujourd'hui six pieds.

— On s'en reparlera, tu veux?

— En tout cas, si jamais t'as besoin de conseils, je peux te laisser ma carte...

— Merci, mais si je ne vais pas accoucher tout de suite, je crois que je vais faire une fausse couche.

J'ai sauté dans ma voiture en laissant le type tout hébété sur le trottoir. Il ne méritait que cela. Non mais, c'est quoi l'idée? Depuis quand de parfaits étrangers ont-ils le droit de débarquer avec leurs gros sabots dans mon intimité? Lorsqu'on devient mère, cela semble donner des droits à tout le monde. Et mes droits à moi, alors? Mon Dieu, aurai-je le droit un jour d'avoir la paix?

— Si tu veux avoir la paix, ne fais pas d'enfants, a répondu le Seigneur tout-puissant.

∽

Cocotte a disparu. Cocotte, ma belle chatte grise, mon premier enfant. Elle est le seul animal domestique que j'aie adopté. Elle est aussi la raison pour laquelle j'ai aujourd'hui un enfant. Quand j'ai vu que j'étais capable de prendre soin d'une pauvre chatte sans qu'elle crève comme mes plantes, j'ai compris que j'étais mûre pour être mère.

Mais voilà: depuis que Bébé est arrivé comme un chien dans un jeu de quilles, la cote de Cocotte s'est mise à décliner. D'abord, elle a perdu sa chambre. Une seule était disponible, et je n'allais tout de même pas laisser dormir Bébé sur le palier.

Ce dernier a donc commencé par lui voler sa chambre pour ensuite gruger tout l'espace affectif qui lui était réservé. Le territoire de Cocotte a rétréci, et des pancartes d'accès interdit se sont élevées sur sa route. Pour ajouter l'insulte à l'injure, Papa s'est mis à avoir recours à la menace, voire au terrorisme émotif.

– Si jamais tu entres dans la chambre, je te tue!, a tonné Papa contre la pauvre chatte vexée.

Plus de chambre, plus de liberté de mouvements, plus de caresses non plus. On ne sait jamais. Bébé pourrait être allergique, et puis les chats, de nos jours, sont porteurs de toutes sortes de saloperies. Comme on ignore dans quels bars louches traîne Cocotte, on se doit à présent de la fuir.

Depuis, Cocotte erre dans la maison comme une âme en peine. Exilée dans sa propre demeure, déportée vers la salle de bains comme un sans-grade, privée des petits privilèges qui rendaient supportable sa vie de chat, elle n'a même pas le droit de se hisser sur ses pattes pour renifler son rival. Un périmètre de sécurité qu'elle ne doit pas violer a en effet été dressé.

Cocotte en aurait fait son deuil si elle n'avait pas été obligée de se farcir toutes les nuits les cris stridents de Bébé. Quand il pleure à fendre l'âme, Cocotte capote. Si elle avait des mains, elle se les plaquerait contre les oreilles pour ne pas l'entendre. Dès que le concert commence, elle se précipite vers la porte et miaule de tout son cœur de pierre pour aller jouer dans le trafic.

Hier soir, elle n'a fait ni une ni deux. Elle s'est poussée dès que Papa a ouvert la porte. C'est la dernière fois qu'on l'a vue.

J'ai sillonné la ruelle, j'ai vérifié le ventre des voitures garées dans la rue, je l'ai appelée en lui promettant des foies de poulet sauce madère. Rien à faire, Cocotte a foutu le camp pour de bon: au paradis des chats ou dans un condo de célibataire.

Ce matin, je suis allée à la Société protectrice des

animaux. Peut-être s'y était-elle réfugiée ? Peut-être avait-on ramassé à la petite cuillère la compote de son corps ? Peine perdue. Toujours pas de Cocotte à l'horizon. Je suis rentrée pour la tétée de 3 heures, les seins gonflés et le cœur en lambeaux. Je viens de comprendre que, dans la vie, un enfant nous oblige à faire des choix et à changer de camp. Cette fois, ce n'est pas vraiment grave, il s'agit seulement d'une pauvre chatte. Mais la prochaine fois, ce sera quoi ? Un voyage d'affaires au Brésil ? Une promotion ? Un souper chez le premier ministre ?

Je m'inquiète pour rien, dans le fond. Avec un enfant, ce n'est pas compliqué : on ne choisit rien et on renonce à tout.

∾

Ma mère est arrivée cet après-midi fraîche comme une rose. Des deux, c'est moi maintenant qui passe pour la loque humaine et elle pour ma jeune sœur.

— T'as l'air heureuse, ma fille, a-t-elle menti.

— Tu trouves ?

— Pourquoi tu ne vas pas prendre l'air, que je m'occupe un peu de ce trésor.

La proposition était pour le moins étonnante. Ma mère m'a avertie depuis longtemps. Son horaire chargé ne lui permettrait malheureusement pas de jouer à la mamie gâteuse ou gâteau. Quand elle sera vraiment vieille, peut-être, mais puisqu'elle refuse de vieillir, Bébé a le temps d'achever des études universitaires avant qu'elle commence à jouer à quatre pattes avec lui.

J'ai toujours su que je ne pourrais pas compter sur ma mère. Nous vivons une époque perturbée, et si les vieux finissent seuls et grabataires dans des mouroirs, c'est peut-être parce qu'ils l'ont mérité. On ne peut plus se fier à eux. Ils sont trop pris, trop occupés par leurs parties de bridge, leurs voyages à Miami, leurs séances de chirurgie plastique. Ils ont renoncé à être grands-parents pour gérer leur temps et leur carrière. Déjà qu'ils ont perdu de précieuses années à élever leurs propres enfants, il serait criminel, dans leur esprit du moins, d'exiger d'eux qu'ils recommencent pour une nouvelle génération.

— Laisse tomber, maman, je vais m'arranger.

— Il n'en est pas question!

— Non, vraiment, je sais que t'es très occupée.

— Tu sauras, ma fille, que j'ai eu des enfants avant toi et que je connais ça.

— Je ne mets pas en doute tes compétences, mais...

— Mais quoi... tu crois que je suis trop vieille, c'est ça?

— Non, mais t'as d'autres chats à fouetter.

— Fais-moi le plaisir d'aller prendre l'air... Je veux que cet enfant sache que j'existe.

— Écoute, tu ne lui apprendras pas à lire cet après-midi.

— Allez, oust!, tranche ma mère.

Elle m'a mis le manteau sur le dos et m'a carrément foutue à la porte de chez moi. Entre nous, je lui donne vingt minutes avant de commencer à grimper aux rideaux. Mais, bon, vingt minutes, c'est suffisant pour faire une razzia chez Jean Coutu.

Je suis revenue les bras chargés de couches. Ma mère était au téléphone, le bébé posé en équilibre précaire sur son épaule et il avait laissé une petite traînée blanchâtre dégouliner sur son tailleur en suède. Il hurlait comme de raison, et ses petites fesses bombées exhalaient un parfum odorant.

— Cet enfant est malade, ou alors trop émotif. C'est pas normal de pleurer tout le temps, a pesté ma mère en me le rendant.

– C'est l'heure de son apéritif, c'est tout.

– Tu t'occupes trop de lui, tu vas le rendre dépendant.

– Tu voudrais peut-être que je lui demande d'aller se servir tout seul dans le frigo.

– Non, mais un bébé ça se dresse comme un chien. Laisse-le donc tranquille deux minutes. Il t'en remerciera plus tard.

– T'avais pas rendez-vous chez le coiffeur ?

– T'as raison, faut que je me sauve, a-t-elle lancé en enfilant son manteau. Au fait, ne te gêne surtout pas pour m'appeler, je peux le garder pratiquement n'importe quand.

– Mais tu t'en vas en Floride !

– Pour six mois seulement...

⌒

J'ai des amis. Ils n'ont pas d'enfants. N'en auront probablement jamais. Ils voyagent, font des stages, participent à des colloques internationaux. Ils ne savent jamais quand ils partent ni quand ils reviennent. Ils vivent au milieu de leurs valises à l'hôtel du hasard ou au Holiday Inn.

Ils n'ont pas de domicile fixe. Ils se posent n'importe où comme des oiseaux ou des papillons. J'ai des amis libres et mobiles. Tout le contraire de moi. Ils partent pendant que je reste sur le quai de la gare, les bras lourds de mon enfant.

Je pourrais bien partir, moi aussi, mais pour aller où, et pour faire quoi ? Avant, l'ambition n'avait pas de frein. Rien n'était trop loin. Tout était prétexte à fuir vers l'avant. À présent, partir c'est mourir un peu et laisser en arrière quelqu'un dont la vie dépend de moi.

«Un seul être vous manque et tout est dépeuplé»,

écrivait Lamartine. Mais quand cet être arrive, que faites-vous, monsieur Lamartine ? Vous vous repeuplez sponta-nément ou vous vous sentez dépossédé de vous-même ? Je regarde mes ailes déployées sur le plancher. Elles sont tellement plus pesantes qu'auparavant. Elles me clouent au sol, me rivent à cet enfant que je n'ose plus quitter. J'ai peur que, sans moi, il cesse de respirer. Qu'on ne s'occupe pas de lui comme moi seule je sais le faire. J'ai peur qu'en mon absence il m'efface et m'oublie. Les enfants ont la mémoire courte. Un seul être leur manque qu'ils sifflent déjà le suivant.

J'ai des amis mobiles et libres comme l'air. Ils vont et viennent à leur guise. Je les envie parfois. J'envie leur insouciance et leur légèreté. Ils ont toujours un avion à prendre. Personne ne les attend nulle part. Quand ils reviennent, la maison est silencieuse et vide. Alors ils repartent, et moi je reste en arrière, plus immobile qu'une valise.

J'ai longtemps voyagé, moi aussi. Voyagé aussi loin que mes amis. J'ai déjeuné aux algues avec des moines bouddhistes, scandé du rock dans un thé dansant russe, pleuré avec les pierres d'un jardin japonais, eu une crevaison à deux pas d'un volcan, eu un accident sur la côte ouest californienne, me suis perdue dans des ruines grecques et retrouvée dans l'humidité moite d'un bayou.

J'ai voyagé pour dix durant ma jeunesse. J'ai vu toutes sortes de choses, rencontré toutes sortes de gens. Je me suis souvent sentie déphasée et dépaysée, mais jamais autant qu'aujourd'hui, dans ce pays étrange peuplé de son unique habitant.

CHAPITRE 7

Drôles de vacances

C'est décidé, nous partons en vacances. Trois semaines au bord de la mer, direction États-Unis. C'est un
cadeau qu'on se fait, ton père et moi, pour tes trois mois.
À cet âge-là, mon vieux, faut commencer à voir le monde.
Les voyages forment la jeunesse, qu'ils disent. Tu t'en fous
peut-être, mais ce n'est pas une raison. Allez, on
t'embarque dans les bagages et pas un bruit, sinon...

La caravane louée nous attend, garée le long du
trottoir. Un vrai camion de déménagement dans lequel
tes affaires occupent les trois quarts de l'espace. Un
enfant en bas âge, ça ne se gêne pas, ça prend ses aises.
Ton père et moi, on se contenterait d'un bikini et d'une
brosse à dents mais toi, mon vieux, t'es pire que le clan
Panneton : trois tonnes de vêtements, dix kilos de couches, une cargaison de biberons, de suces, de toutous,
de joujoux, un parc de stationnement, deux poussettes

au cas où l'une des deux foutrait le camp, et quoi d'autre, je ne sais plus, je suis épuisée rien que d'y penser. Nous sommes partis à l'heure des poules. Nous en avons l'habitude depuis que nous n'avons plus le choix. Je n'ai jamais aussi peu dormi de ma vie. Moi qui avais toutes les difficultés du monde à m'extirper du lit, me voilà bien servie.

Les yeux grands ouverts aux premières lueurs de l'aube et le corps, le pauvre corps, déboussolé qui bute et résiste et qui, dans un effort surhumain, se ressaisit. Comme je m'ennuie de ces petits matins blêmes et silencieux où j'avais tout mon temps pour paresser, où je prolongeais le plaisir jusqu'aux limites de la culpabilité. À 9 heures et des poussières, je n'étais toujours pas réveillée et je m'en fichais. J'avais toute la vie devant moi et même, lorsque la vie a raccourci, je n'ai pas changé. Le sommeil était mon plus précieux allié, une sorte de mort temporaire, sans obligations et sans frais bancaires.

C'est bel et bien fini, tout cela. Avec toi, mon vieux, c'est comme à l'armée. Couchée tôt, éveillée en pleine nuit, rendormie à moitié et bonjour, bonsoir, c'est fini, faut se lever, faut s'activer, faut s'occuper de ta petite personne et faire en sorte que tu ne sois — toi, le rôle principal — jamais relégué au rang de figurant.

D'ailleurs, tandis que nous y sommes, laisse-moi t'avouer quelque chose. M'en fous un peu de me lever à 5 heures tous les matins de l'année et d'avoir des cernes jusqu'au nombril. M'en fous de ne jamais être tout à fait seule chez moi et de sentir que, où que je sois, tu es là même si tu n'y es pas. Non, vois-tu, le pire pour moi, le plus difficile, c'est cette brutale évidence: veux, veux pas, tu passes désormais avant moi.

Je suis une grande égoïste, tu sais. Enfin, pas seulement moi. Nous sommes en fait une génération d'égoïstes heureux, fondus dans le même moule du Je, me, moi. Nous avons toujours tout eu dès l'instant où nous le voulions. Nous avons fait les choses à notre guise en ne nous souciant pas ou peu des autres. C'est ainsi que nous avons bâti nos carrières et meublé nos condos. En nous disant «Moi d'abord: les autres suivront».

Nous avons accompli plein de choses, mais toujours au gré de nos caprices et de nos humeurs, souverains dans nos désirs, nos attentes et nos expéditions.

Nous avions en horreur les horaires, la routine, les plans quinquennaux. Dès que quelque chose commençait à devenir un peu trop répétitif, nous brisions le cercle vicieux. Tout pour ne pas finir comme nos parents.

Nous ne pensions qu'à nous, parce qu'il n'y avait personne d'autre à qui penser. Les autres, de toute manière, étaient majeurs et vaccinés, donc capables de s'occuper d'eux-mêmes.

Nous formions une multitude de petites solitudes compactes, mobiles et hyper-organisées. Quand l'autre traversait une tempête ou piquait une crise de nerfs, nous le laissions faire. *Do your own thing, man* et sacre-moi la paix.

Si tu veux tout savoir, avant de te connaître, je n'avais pour ainsi dire jamais dérogé à ma fonction première: celle de ne m'occuper que de moi-même.

Tu peux donc t'imaginer que, lorsque tu es arrivé dans le décor avec tes besoins, tes cris, tes pleurs et tes exigences à n'en plus finir, je l'ai mal pris.

Les premiers jours, passe encore, mais quand les jours sont devenus des semaines qui se sont prolongées en mois, je me suis sentie comme une paraplégique à qui on demande de courir.

Il a pourtant fallu s'y faire. Apprendre à réagir sur le champ, à développer des réflexes, à ne rien prendre à la légère, et me mettre à ton entière disposition. J'ai réussi honnêtement — après tout, je ne suis pas plus bête qu'une autre — j'ai réussi, mais à contrecœur. Au bout de deux semaines, je me sentais non seulement les deux pieds sur terre, mais littéralement vissée au sol. À chaque heure, je m'ennuyais de ma mobilité perdue comme on se languit d'une ancienne flamme. Je me voyais m'enfuir avec elle, là où on ne me retrouverait jamais, dans les Bahamas ou au Burkina Faso. Je ne l'ai pas fait, bien sûr, mais Dieu que j'en ai rêvé.

On dit que la maternité donne des racines et nous ancre. Elle nous fait renouer avec le côté terrien de nous-même. D'oiseaux volages et d'abeilles butineuses que nous étions, nous voilà devenues reptiles raisonnables et rampants. Quand nous partons quelque part, nous sommes désormais accompagnées. Si nous étions des kangourous, ce serait pratique pour les bagages. Mais nous sommes des rampants à quatre roues, pas même foutus de nous contenir dans la boîte à gants.

♋

Le voyage a duré sept bonnes heures. Nous avons roulé lentement en faisant halte régulièrement pour que tu puisses admirer le paysage. En réalité, tu n'admirais rien du tout, tu passais ton temps à roupiller, la suce enfoncée dans la bouche, les yeux soudés par le sommeil.

Quand tu te réveillais, tu ne ratais jamais l'occasion de nous faire savoir que t'en avais marre de mariner dans ton siège. Tu voulais bouger, tu voulais voyager dans nos bras. Papa te prenait sur ses genoux en enroulant tes petites mains autour du volant. C'est ainsi que nous avons failli à deux reprises nous retrouver dans le champ. À la fin de l'après-midi, nous sommes arrivés dans notre maison au bord de la mer. Tu n'as pas applaudi : tu dormais encore, espèce d'ingrat !

La maison était vaste, vieille et un peu décatie. Tu

sais, ces maisons avec des housses partout et des divans bouffés par les mites ? Le salon était immense. Tout le clan Kennedy aurait pu y jouer au foot.

La terrasse de la cuisine donnait directement dans la cour des voisins. Nous avons imaginé que c'étaient des Yankees et qu'ils te donneraient ton premier cours d'immersion en civilisation américaine. Manque de pot, il s'agissait de Québécois. Voyager aussi loin pour se retrouver en territoire connu, fallait le faire.

Lui était médecin ou plus précisément urgentologue, c'est-à-dire qu'il avait été formé à l'école de Lucky Luke et donc habitué à tirer des conclusions plus vite que son ombre.

À ce moment-là, nous ne connaissions pas encore notre chance. À ce moment-là, en fait, nous étions plus emmerdés qu'autre chose.

— Avoir su qu'il y avait autant de Québécois ici, nous aurions pu rester chez nous, a pesté Papa.

— S'il faut qu'on commence à chercher des endroits où les Québécois ne vont pas en vacances, on n'est pas sortis du bois, ai-je philosophé.

— Y doit bien y avoir une île déserte quelque part au large de la Papouasie où aucun Québécois n'a jamais mis les pieds, a poursuivi Papa.

— Tu connais le vieux proverbe québécois ?, ai-je demandé.

— Lequel ?

— Le monde est petit, bien petit !

— Et les Québécois seuls au monde, a-t-il râlé en rentrant dans la maison.

Nous avons préparé ta chambre, en haut, à côté de la nôtre, en unissant deux lits de fer et en bâtissant autour une forteresse de coussins. Devant ton lit, un voile tremblait doucement au vent. Nous ne savions pas encore que, une nuit, ce rideau serait le symbole cruel de notre descente aux enfers. Tu ne t'en souviens évidemment pas, mais ces vacances n'ont pas été de tout repos. Elles n'ont en fait duré que trois jours. Trois jours que je n'oublierai jamais tellement j'ai eu peur. Peur de te perdre, il va sans dire. J'en frémis encore en y pensant. Jusqu'à ce moment précis de ta vie et de la mienne, je me croyais brave et fière. Je me croyais surtout au-dessus de tout. J'avais réussi toutes les épreuves avec succès. Bref, depuis ta naissance, je flottais sur un nuage, je vivais dans une bulle de savon. Bien sûr, je me plaignais de tout et de rien, mais dans le fond, dans le fin fond, j'étais fière, j'étais comblée, j'étais ronde de satisfaction.

Les nouvelles mères tardent à redescendre sur terre. L'euphorie d'avoir enfanté les protège contre les vaines récriminations de la réalité. Pendant six mois, elles se foutent un peu de tout. Elles n'ont d'yeux que pour leur bébé adoré. Elle se perdent dans les plis de sa peau et dans le doux gazouillis de sa voix. Un sourire est un événement, un premier caca, un grand pas pour l'humanité. Bref, les nouvelles mères sont totalement débiles et jusque-là je ne faisais pas exception à la règle. J'aurais bien dû me douter que la vie ne me ferait pas de cadeau.

∞

Nous étions au Jour 2 de nos vacances. La première journée s'était relativement bien déroulée. Sur la plage, nous avions réussi à éviter poliment nos voisins québécois. Il y avait tellement de vent qu'ils s'étaient vite découragés. Nous les avions regardés filer en riant dans notre barbe. Puis le vent avait redoublé et le sable s'était mis à nous sauter au visage. Il y en avait jusqu'au fond de ta poussette. Au bout d'une heure, c'était insupportable. Nous avons plié bagage et remonté le chemin à travers les dunes. Ta poussette s'est enlisée. J'ai tiré un peu fort et elle a basculé en t'assommant au passage. T'as disparu, enseveli sous l'engin qui s'était retourné sur son ventre, les quatre roues en l'air. J'ai immédiatement vu clignoter les mots «traumatisme crânien» comme si le sable avait été du béton et ton crâne, de la purée de pois. Mais t'avais rien, pas une égratignure, pas un bleu. T'étais ravi. Tu te croyais au parc Belmont.

Cette chute n'a rien à voir avec la suite des événements. Tout au plus pourrait-on dire qu'elle était prémonitoire. Le lendemain, tout était oublié. Un soleil éclatant avait chassé les nuages et lavé la mer incandescente. La vie était belle comme dans les romans. Tu t'es réveillé en pleine forme, tu gloussais tranquillement dans ta chaise et tout allait pour le mieux dans le meilleur des mondes quand, aux environs de 9 heures, sans aucune raison apparente, tu t'es mis à hurler.

— Dis-moi pas qu'il va se mettre à faire des coliques, ai-je soupiré à Papa.

— C'est pourtant pas son genre, a-t-il répondu.

— Tu ne trouves pas que sa vie est un peu courte pour commencer à débiter des généralités?

T'as continué à hurler comme un fou pendant environ une heure. Puis, subitement, tu t'es mis à vomir.

— C'est à cause de la poussette, ai-je hurlé à mon tour, il a un traumatisme crânien à retardement.

— Je t'en prie, cesse d'en rajouter, a averti Papa qui en a profité pour s'éclipser chez le voisin médecin.

— Pourvu qu'il n'ait pas entendu tout le mal que tu as dit de lui, ai-je crié à Papa qui a fait la sourde oreille.

Le médecin t'as examiné. Tu étais pâle, tu ne payais pas de mine et tu hurlais à nous en arracher les tympans.

— Attendons un peu, a déclaré le médecin, si ça ne s'améliore pas d'ici une heure, on avisera.

Papa est parti à la plage avec son nouvel ami et je

suis restée avec toi, inquiète et éplorée. Tu continuais à vomir et plus tu vomissais, plus tu devenais mou et faible : un pauvre petit chiffon froissé et flagada, privé de tout réflexe. Je ne te reconnaissais plus. Ta personnalité avait changé de but en blanc. Tu te battais contre un ennemi invisible et je ne pouvais pas te défendre. Tu te battais mais tu avais l'air de perdre la bataille.

Je t'en voulais, j'en voulais au monde entier qui m'emmurait dans un silence aussi bruyant. Qu'avais-tu donc ? Pourquoi ne me le disais-tu pas ? Juste un petit mot, un petit signe.

Au bout d'une heure, ta situation s'est aggravée. Tu étais comme une flamme vacillante, un radeau emporté par une immense vague. J'ai voulu changer ta couche. J'y ai découvert avec horreur qu'elle était tachée de sang. J'ai ouvert la porte et hurlé en direction de la plage. Papa et le médecin sont arrivés en quatrième vitesse. Cette fois-ci ce n'était ni une blague ni le fruit de mes hallucinations. Cette fois, c'était sérieux.

— Il faut aller à l'hôpital immédiatement, a tranché le médecin, je crois qu'il est en train de faire une... une... une...

— QUOI ? ? !

— Je vous expliquerai plus tard.

Nous avons sauté dans la voiture, roulé à toute vitesse le long de la plage en voulant arracher le rideau de ce ciel trop bleu. Tu ne disais plus grand-chose. Tu te laissais ballotter par la vitesse, tu t'abandonnais, à moitié inconscient. Je te tenais dans mes bras en tremblant et en récitant un chapelet de prières incohérentes.

— Mon Dieu, je vous promets de renoncer à ma carrière et de donner toutes mes possessions aux bonnes œuvres, je vous promets même de cesser de fumer en cachette. Tout ce que vous voulez mon Dieu mais, s'il vous plaît, faites quelque chose, ne restez pas là sans rien faire. Aidez mon petit ange à s'en sortir.

L'hôpital était une baraque au fond d'un champ. Un hôpital de bord de mer spécialisé dans les foulures de chevilles et les insolations. Ils t'ont foutu sur une civière, t'ont examiné. Ils en sont venus aux mêmes conclusions que le médecin. Ta plomberie n'était pas encore rodée, un tuyau avait sauté qu'il fallait absolument replacer. Ou bien il se replaçait de lui-même, ce qui semblait hautement improbable, ou bien on l'aidait en t'administrant une quelconque substance blanchâtre. En dernière instance, si tout échouait, on t'envoyait sur la table d'opération.

– UNE OPÉRATION!, hurlai-je en éclatant en sanglots.

– Du calme, madame, l'opération n'est pas nécessaire, on peut probablement l'éviter.

– UNE OPÉRATION!, répétai-je, hébétée.

Ils t'ont emmené dans une salle. Ils sont revenus en hochant la tête. Ils n'étaient pas vraiment équipés pour injecter du barium à ton extrême extrémité. Enfin, ils étaient équipés, mais ils ne savaient pas viser. Ils s'en excusaient.

– Mais qu'est-ce qu'on va faire?, ai-je gémi.

– On a appelé une ambulance. On va l'envoyer à l'hôpital général de la ville voisine.

L'ambulance est arrivée sans trop se faire attendre. Deux colosses en sont débarqués. Ils mesuraient chacun six pieds et pesaient ensemble un poids total de 680 livres. Ils ont roulé la civière dans le couloir, prêts à user de leur quatre bras pour déplacer le grand malade. Quand ils t'ont vu, si minuscule sur ta couchette, si fragile dans ton malheur, à peine une tache, une pellicule perdue dans la pâleur des draps, ils ont réprimé un sourire attendri. Ils t'ont soulevé sans effort, toi, le champion des poids plume, toi, mon tout petit oiseau.

Ils m'ont offert de monter dans l'ambulance à tes côtés et là j'avoue à ma grande, à ma très grande, à mon immense honte, que j'ai été, n'ayons pas peur des mots ni des majuscules, LAMENTABLE.

Oui, mon vieux, je me suis comportée comme la dernière des dernières. J'ai manqué de courage, j'ai manqué de discernement, j'ai manqué de la présence d'esprit élémentaire que doit déployer une mère en pareille circonstance. Mais j'avais peur de te voir souffrir, si peur de ne pas le supporter, si peur du danger qui rôdait autour de toi comme un vautour, que je t'ai laissé partir tout seul sur ta civière.

Ton père t'aurait volontiers accompagné, mais il fallait bien que quelqu'un conduise la voiture et, puisque j'avais les deux pieds dans la même bottine, il a fallu faire des choix. Un médecin est venu à mon renfort et a pris place dans l'ambulance à tes côtés. Quand ils ont refermé les portières, ça m'a tuée.

Nous sommes arrivés à l'hôpital quelques instants après toi. À l'étage des enfants, nous t'avons cherché en vain. Ils t'avaient caché dans la salle des soins intensifs.

– Comment ça?, ai-je hurlé. Vous n'avez pas le droit, c'est mon enfant!

Papa a essayé de me calmer mais, comme il était dans un état voisin du mien, cela n'a pas donné de grands résultats. Au bout de quelques minutes ou de quelques heures, une infirmière est venue nous annoncer en souriant que nous avions de la chance.

– Vous êtes folle ou quoi?, ai-je jappé.

L'infirmière a fait semblant de ne pas m'entendre. Imperturbable, elle a poursuivi son boniment en nous expliquant que nous étions arrivés au bon moment. Cinq minutes plus tard et le meilleur radiologiste de l'hôpital foutait le camp.

– En parlant du diable, le voici, a répliqué l'infirmière en se tournant vers un rastaquouère qui m'arrivait au menton.

Parlons-en du radiologiste! S'il fallait se fier aux apparences, je t'aurais sorti de là immédiatement tant le bonhomme ne m'inspirait pas confiance. Je crois que c'est à cause de sa gueule à la Woody Allen. J'aime bien Woody, mais je ne lui laisserais jamais radiographier mon enfant.

Il y avait plus encore. Son sarrau par exemple. Dès qu'il se retournait, un gros poulet jaune lui traversait le corps des épaules jusqu'aux jambes. Un poulet à faire peur aux enfants.

– Bonjour, on m'appelle Big Bird, a lancé le radiologiste en guise de présentation.

– C'est ça et moi je suis la Souris Verte!, ai-je rétorqué en le fusillant du regard.

༜

Big Bird a disparu non sans réclamer que nous signions un formulaire: une chose odieuse dans laquelle il était stipulé que la médecine n'étant pas toujours une science exacte, nous acceptions de dégager l'hôpital de toute responsabilité. Le formulaire a failli m'achever. On me demandait de signer ton arrêt de mort et le mien. On exigeait que je te donne en pâture à la science.

J'ai commencé par refuser catégoriquement. OVER MY DEAD BODY, ai-je fulminé. J'ai continué à opposer la plus brave des résistances mais comme le temps pressait, comme Big Bird avait hâte de puncher sa carte et d'aller rejoindre son épouse et ses sinistres enfants, comme dans ces situations-là les parents n'ont pas un mot à dire puisqu'ils ne parlent pas la langue médicale, c'est à contrecœur que j'ai signé la condamnation.

Ton père et moi avons fait le pied de grue dans le couloir pendant une bonne heure. Malgré les néons blafards, nous étions dans le noir le plus complet. Nous ne savions pas où tu étais, ce qu'ils te faisaient, pourquoi c'était aussi long. Et moins nous en savions, plus nous nous faisions un sang de cochon.

— Et si ça ne marche pas?, ai-je dit à ton père.

— Écoute, tu l'as entendu aussi bien que moi, c'est une intervention de routine.

— Tu le crois, toi?

— Non, mais je ne suis pas radiologiste et toi non plus.

— Je le savais que j'aurais dû faire médecine. Si j'étais médecin, tout cela ne serait jamais arrivé.

— C'est ça, toi médecin et moi plombier!, a fulminé Papa.

— Qu'est-ce que t'as contre les plombiers?

Et ainsi de suite pendant un siècle complet, nous avons ventilé notre angoisse, nous nous sommes rongé les sangs, et nous avons imaginé des scénarios d'horreur dont le pire de tous: la vie sans toi.

Dieu que j'ai eu peur, que j'ai eu mal, que j'ai maudit le Seigneur, que j'ai engueulé Satan. Tu n'avais que trois mois et déjà ils voulaient t'enlever, te rapatrier dans les limbes, te priver d'un extraordinaire séjour sur terre. Tu n'avais que trois mois et ta vie ne tenait plus à rien si ce n'est à ce crétin de radiologiste. La vie était injuste. La vie était mal faite. Et je n'avais que moi-même à blâmer. Moi et mes voyages qui forment la jeunesse. Moi et ma manie de tout saboter. Car c'était ma faute, ma très grande faute, si tout cela s'était produit. Je ne me le pardonnerais jamais.

CHAPITRE 8

Retour sur terre

Qu'est-ce que quarante-huit heures dans une vie? En apparence, rien du tout. Deux jours de moins à l'hiver qui n'en finit plus, deux jours de plus à l'été qui achève, même pas une fraction de temps digne d'être mentionnée dans une autobiographie. Pourtant ces quarante-huit heures de l'été des trois mois de mon ange m'ont presque laissée pour morte sur le carreau.

La bulle avait crevé, le ballon s'était dégonflé, rien à faire sinon attendre et attendre encore, vivre en sursis pressés par l'étau des heures qui refusent de s'écouler.

Je revois encore cette nuit maudite. La toute première nuit sans lui. À minuit, ils nous ont foutus à la porte des soins intensifs. Nous sommes sortis dans l'air humide. Je n'ai même pas levé la tête pour admirer les étoiles. Si chacun a la sienne dans le ciel, mon étoile ce soir-là m'a faussé compagnie.

Nous avons roulé en silence sur l'autoroute, à la fois lourds et trop légers. Il nous manquait sur la banquette arrière. Il nous manquait dans cette voiture qui allait nulle part. Il nous manquait en dehors et en dedans.

Quand nous sommes arrivés à la maison au bord de la mer, il nous manquait encore plus cruellement. Plus besoin de se retourner, d'ouvrir la portière arrière, de soulever son corps chaud de sommeil, d'accomplir mille simagrées pour ne pas le réveiller.

Plus besoin de faire quoi que ce soit, si ce n'est que de nous occuper de nous-mêmes, de penser à respirer, à éteindre les lumières, à fermer la porte à clé. Et puis monter en silence jusqu'à la chambre au lit défait, aux valises éventrées, et nous coucher l'esprit vide en nous interdisant tout pincement de cœur pour la chambre d'à côté et son rideau déchiré.

À 4 heures du matin, incapable de dormir, je me suis levée telle une somnambule et je suis allée voir le vide qui avait rempli sa chambre, écouter le silence qui avait étouffé ses cris.

La pièce était plongée dans l'obscurité, à l'exception d'un rayon de lune qui se glissait sur le plancher comme un voleur. Une brise a entrouvert le voile. Le ciel était plus noir que mes pensées. Je me suis penchée sur le rebord de la fenêtre et j'ai fouillé la nuit. Je cherchais l'oiseau, l'oiseau de malheur qui m'avait dérobé mon enfant. Cette nuit-là, devant Dieu et le firmament, sous la voûte pâlissante des étoiles, j'ai juré que plus jamais, plus jamais, m'entendez-vous, je n'aurais d'enfant. Je me suis endormie aux petites heures du matin dans son lit, toute chiffonnée et cramponnée à son ourson.

Le lendemain matin, il a fallu recommencer à vivre ou, du moins, il a fallu recommencer à faire semblant. Déjeuner, prendre une douche, s'habiller, monter dans la voiture et rouler. Autant de petits gestes qui, à un autre moment et dans d'autres circonstances, auraient pu faire mon bonheur. Autant de corvées qui, ce matin-là, me brisaient le cœur.

Mon enfant loin de moi, je n'étais plus la même. J'avais perdu mes réflexes en ce qui concerne les choses les plus élémentaires. Son père avait beau me répéter que tout allait bien, que nous l'avions échappé belle, que dans peu de temps *il* serait de retour parmi nous, j'entendais les mots sans qu'ils s'organisent dans ma tête en un tout normal et cohérent.

Quelque chose avait craqué en moi. Dans cette fêlure, le doute, la déception et l'amertume s'infiltraient comme une inondation. Si c'était cela avoir un enfant, c'était payer trop cher. C'était trop souffrant.

Je regardais les rues, les gens et les magasins comme s'ils s'agitaient sous une cloche de verre. Je n'étais pas seulement absente à la vie, j'étais une momie qui se décomposait au contact de l'air.

Aucun mot ne saura décrire les abîmes que j'ai fréquentés cet été-là dans un décor qui promettait pourtant l'enchantement. Quand j'y repense aujourd'hui, je ne pense pas à moi. Je songe à tous ces hommes et ces femmes qui, à un moment ou à un autre de leur vie, ont perdu un enfant.

Je ne sais pas comment ils ont pu s'en sortir. Comment s'y prend-on pour continuer à respirer, à fonctionner, à acheter du beurre, à s'engueuler avec le plombier ou le patron? Comment reprend-on le fil ténu et banal du quotidien après une telle tragédie? Comment ramasse-t-on les miettes quand on se sent plus petit que la cuillère?

Je me suis cuirassée contre tous les coups durs de la terre mais, devant un enfant qui souffre, je me trouve démunie. Je ne comprends pas et je ne veux pas qu'on m'éclaire. De toute manière, qu'y a-t-il à comprendre au juste quand des enfants souffrent de leucémie, quand ils font un faux pas et glissent dans une piscine, quand ils perdent pied sur un lac à moitié gelé, quand ils se font écraser, battre, piétiner? Il n'y a rien à comprendre si ce n'est qu'il s'agit là de choses insensées.

Ne me demandez pas de comprendre. Ne me demandez pas d'accepter. Dites-moi plutôt que, mettre un enfant au monde, c'est risquer de le perdre à chaque minute de sa vie. Que c'est aimer en pure perte puisqu'un amour, aussi fort, aussi grand, aussi inconditionnel soit-il, ne saura pas toujours lui épargner ce que nous ne souhaitons pas à nos pires ennemis.

∾

Au bout de deux jours de folles angoisses, c'est un enfant tout neuf et pétant de santé qu'ils nous ont remis. Les infirmières, habituées à des cas autrement plus désespérés, le regardaient d'un air attendri.

— *Good baby, very good baby,* ne cessaient-elles de répéter tandis qu'il gigotait dans son lit, prêt à recommencer sa minuscule vie.

C'est alors que j'ai remarqué pour la première fois que nous n'étions pas seuls. Nous étions en réalité entourés d'une vingtaine d'anges silencieux, entubés, perfusés, amochés jusqu'au dernier degré. Des bouts de choux de rien du tout, des nouveau-nés et des prématurés conservés au chaud dans un cerceuil transparent dont certains ne sortiraient jamais.

C'était triste à mourir et aussi navrant que les enfants en Afrique qui meurent de faim sans avoir la force de chasser les mouches qui bourdonnent autour d'eux. Triste, froid et médical.

J'ai habillé Bébé tout doucement, l'ai pris dans mes

bras et, une dernière fois, j'ai fait le tour de la salle pour qu'il salue ses copains des soins intensifs.

Pendant qu'il se débattait gaiement, j'ai saisi sa petite main potelée pour qu'il souffle un baiser aux petits anges endormis, à toutes ces flammes fragiles qui n'avaient pas sa vitalité, qui ne connaîtraient peut-être jamais les couleurs changeantes du ciel et la beauté foudroyante des oiseaux du paradis.

Après cela, nous sommes partis très vite. Nous n'avions plus rien à faire dans les limbes. Nous étions sauvés. Nous étions des miraculés de la vie.

À la maison, nous avons bouclé nos valises en quatrième vitesse et nous sommes repartis sans dire au revoir à la mer. Les vacances avaient duré trois jours. Trois jours de trop. Dire que nous n'avions pas pris une seule photo...

❧

L'été s'est poursuivi pendant quelques semaines. Nous sommes revenus en ville, nous avons repris nos habitudes et chassé de notre esprit jusqu'au nom de ce minuscule point sur la carte des États-Unis. Nous avions décidé sans nous consulter qu'il avait été englouti ou rayé de la côte par une tornade. Nous souhaitions en fait que cet endroit n'ait jamais existé.

L'été s'est poursuivi sans autre incident majeur. J'en ai profité pour jouer à la mère ou la poupée, je ne sais plus. Je sais seulement qu'un beau matin je me suis réveillée avec une envie furieuse de tout envoyer promener. La récréation était terminée.

Je suis peut-être mal faite mais c'est ainsi que je suis. C'est ainsi que nous sommes toutes, nous les mères accidentelles, nous les mères de famille peu nombreuse, nous les femmes de carrière éternelles. Le naturel finit toujours par nous rattraper. On a beau déployer la meilleure volonté du monde et aimer ses enfants de tout son cœur, il vient un temps où on en a marre de se mirer dans leurs yeux, marre de la routine et du ronron. Il suffit d'un instant de distraction ou de répit pour qu'on se dégonfle et qu'on démissionne.

Certains appellent cela le syndrome du *post-partum*. Moi je crois plutôt qu'il s'agit d'un cas d'erreur sur la personne. Nous ne nous reconnaissons subitement plus dans ce rôle que nous n'interprétons pas depuis assez longtemps. C'est plus fort que nous, plus fort que notre enfant.

On se réveille toutes un jour de la même manière. Quelles que soient l'heure et la disposition de la lumière, on boude, on peste, on rechigne, on cherche ce qui ne va pas. On finit par trouver que rien ne va plus. On remet son tablier, on accroche ses biberons. Fin du congé de maternité. Allez hop, au boulot!

Vous voulez que je vous raconte ma première journée au bureau? Je ne me possédais plus tellement j'avais hâte de retrouver mon vieux classeur et de répondre au téléphone avec une voix autre que maternelle. Hâte de retrouver la moitié de l'humanité et de trimer avec elle pour me persuader de mon utilité. Hâte de redevenir moi-même, si tant est que ce moi-même existât encore.

J'étais devant le miroir et je bombais le torse pendant que les jupes, les pulls et les tailleurs virevoltaient comme des ballons.

— Qu'est-ce que tu penses de cet ensemble? ai-je demandé à Papa.

— Tu sais bien que j'y connais rien.

— Fais un effort, c'est important. Je veux faire bonne impression, ai-je insisté.

— C'est bien la première fois, a ironisé le père.

— Je t'en prie, c'est sérieux, ma carrière en dépend.

– Dis donc, la célibataire qui t'a remplacée au bureau est si jolie que ça?

Le père dépassait les bornes.

– Bon, c'est ça: le fond de ta pensée, c'est que je suis vieille, moche et juste bonne à m'occuper d'un enfant, ai-je bondi.

– Il n'y a pas de honte à prendre soin d'un enfant, tu sais.

– Tu diras ça à mon patron quand il va me demander de rester au bureau jusqu'à 9 heures.

– T'as peur de quoi au juste?

– De rien du tout. Je travaille depuis l'âge de vingt ans, j'ai fait mes preuves, j'ai plus d'expérience que n'importe quelle jeune poulette, plus d'énergie aussi et ce n'est pas un enfant qui va changer quoi que ce soit à ma productivité.

– Bon ben, lâche ton miroir et va donc travailler.

– Tu crois que c'est facile? Ça fait six mois que je n'ai pas mis les pieds au bureau. Je ne me rappelle même plus où est la machine à café!

– Tu boiras de l'eau, c'est meilleur pour la santé, a tranché le père en me laissant seule avec mon reflet dans le miroir, mes angoisses et la petite poupée au fond du lit que j'allais devoir conduire à la garderie.

Car le retour au bureau ne me libérait pas pour autant de mes obligations de mère. En plus du bureau, j'avais hérité de la corvée matinale de la garderie. La première semaine seulement, avait plaidé Papa. Comme cela le choc serait moins grand. Le choc pour l'enfant, évidemment.

༄

Il est 8 heures du matin. J'ai enfin trouvé quelque chose à me mettre sur le dos. Papa est parti, Bébé est sage, de la musique joue en sourdine à la radio, il fait beau, tout va bien. J'ai de l'énergie à revendre et pas la moindre inquiétude à l'endroit de la dame à qui je vais confier mon enfant. En apparence, je suis une mère comme des milliers d'autres, active, confiante en l'avenir, heureuse dans son travail, comblée à la maison.

Et pourtant, dès la seconde où je referme la porte de la garderie, où je redescends les escaliers en comptant les marches mentalement et où je respire l'air doux de cette liberté tant rêvée, quelque chose cède en moi. J'ouvre la portière de l'auto, je mets le contact, je regarde dans le rétroviseur et je m'effondre.

Je conduis jusqu'au bureau en pleurant à chaudes larmes. Je me demande à quoi sert de faire des enfants si c'est pour les laisser en consigne à tout bout de champ. Je fais le calcul de six mois jusqu'à vingt ans et j'en arrive à un taux de fréquentation de mon enfant nettement inférieur à la normale. Je comprends que je passerai un maximum de cinq heures par jour avec lui jusqu'à sa majorité.

À partir d'aujourd'hui, il redevient un étranger. Je ne le verrai pas grandir. Je ne serai peut-être pas là pour son premier mot ou pour son premier pipi dans le pot. J'irai le cueillir à la garderie sans savoir ce qu'il a fait de sa journée, sans pouvoir témoigner des sourires et des pleurs qu'il a distribués, des leçons qu'il a apprises, des grands pas qu'il a accomplis.

J'arrive au bureau en cette première journée d'un temps nouveau avec l'envie de faire demi-tour. Je rêve maintenant d'aller arracher mon enfant aux mains de l'étrangère qui préside à sa destinée. J'ai l'impression que tout m'échappe : ma vie, mon travail, mon enfant, mon identité. Tout autour a beau paraître intact, c'est un leurre. Rien ne sera plus jamais comme avant.

∽

— Alors cette septième merveille, on peut la voir ?

— Tu ne le croiras pas, mais je n'ai pas de photos, que je réponds à mon voisin de bureau.

Les collègues, ameutés, se rapprochent discrètement pour regarder de plus près cet étrange animal qui ne traîne pas de photos de son propre enfant. Ils n'en reviennent pas. C'est le clou de la journée. Une mère qui revient travailler sans photos de son bébé, c'est de l'inédit, du jamais vu.

Dans le fond, ils s'en foutent un peu mais l'occasion est trop belle. C'est que, dans cet oubli si peu maternel, dans cette rupture du code, ils tiennent leur os et ils ne se gênent pas pour le ronger.

Ils ne l'admettent pas, mais la mère qui revient au travail après des vacances payées les fait suer. À les croire, elle n'a rien foutu pendant six mois tandis qu'eux n'ont jamais cessé de ramer. Alors ils en profitent, ils en remettent. Ils ne lui font pas de cadeau. Quand elle était enceinte, elle était intouchable. À présent que c'est terminé, elle n'a qu'à faire comme tout le monde et écraser.

∽

Parlons-en, de cette première journée au bureau. Le patron m'a refilé une pile de documents en me demandant de les lire pour le lendemain matin. Un collègue est arrivé sur ces entrefaites. Il a tourné un moment autour du pot avant de m'apprendre que je venais d'hériter d'un dossier dont il n'avait pas le temps de s'occuper. Le téléphone a interrompu notre conversation. J'avais manqué une réunion. Est-ce que je pourrais me présenter à la suivante ?

De réunions en appels et en conférences, de séances

117

de rattrapage en ateliers de perfectionnement, de pauses café en course contre la montre, je n'ai pas vu le temps passer, le soleil tourner de l'œil, la flotte tomber et mon paquet de cigarettes se vider dans un jardin de cendres.

Je n'ai rien vu mais j'ai senti l'élastique s'étirer et m'entraîner malgré moi, là-bas avec mon enfant. Que faisait-il? Avait-il faim ou froid? Est-ce que quelqu'un prenait soin de lui? Est-ce que quelqu'un l'aimait mieux que moi?

Je me suis retenue pour ne pas appeler. À plusieurs reprises, j'ai composé le numéro et raccroché aussitôt. Je me sentais assise entre deux chaises, tiraillée entre deux feux, déchirée entre deux passions. J'aurais voulu être là-bas et ici à la fois. Mère à part entière et femme de carrière en même temps.

Je suis revenue à la maison défaite, épuisée, lessivée. Je voulais démissionner, j'ai rêvé de faire sauter le bureau et de balancer du goudron à la figure du patron.

J'ai cassé une assiette par accident, raté le souper, renversé la purée du bébé sur le plancher. Le bébé en question s'est mis à hurler pendant que son père montait le son de la télé. Le téléphone a sonné. C'était ma mère, elle avait envie de faire la conversation.

— Je n'ai pas vraiment le temps de te parler, maman.

— Je le savais : maintenant que tu as un enfant, je ne compte plus, a-t-elle pleurniché.

— Tu ne comprends pas....

— Je comprends que je ne fais plus partie de ta vie, mais ne t'en fais pas pour moi, j'ai l'habitude.

— Attends une minute, maman, la soupe est en train de déborder!

J'ai laissé tomber le récepteur, arraché la soupe aux flammes, récupéré Fiston qui farfouillait dans une prise électrique et retrouvé la voix éplorée de ma mère au téléphone.

— Je veux bien croire que t'as un enfant mais si je ne t'avais pas mise au monde, il ne serait pas là!

— Sois raisonnable, maman, essaie un peu de comprendre.

— Il n'y a rien à comprendre, tu n'as plus besoin de moi, c'est tout. Tous les enfants sont les mêmes. Tu vas voir, ça ne sera pas long: le tien va t'abandonner comme un vieux torchon.

— Je t'en prie, maman!

— Tu prieras pour moi quand je serai morte, a fulminé ma mère en raccrochant sèchement.

Le téléphone a continué de sonner comme chez les pompiers. Ce n'était pas étonnant. J'étais le pompier en chef de la maison. Malheureusement, j'étais plus douée pour allumer les feux que pour les éteindre.

Chaque fois que je répondais au téléphone, le bébé en profitait pour manger du savon, renverser une plante, tirer sur la nappe, se pendre aux rideaux. Pour le calmer, je lui ai donné un bain en manquant l'assommer avec ses canards. Puis je l'ai foutu au lit en lui chantant une chanson. Mais je faussais tellement que je l'ai rendu fou. À la fin, il me suppliait par ses cris de me taire.

J'ai raté le téléjournal mais pas les ronflements de Papa, peinard dans un fauteuil. Il s'est réveillé en sursaut, s'est étiré et puis, le plus nonchalamment du monde, comme si nous étions tous les deux en croisière et que je venais d'émerger des flots turquoise d'une mer antillaise, il m'a demandé:

— Et puis cette première journée? Pas si terrible que ça dans le fond...

Quand j'ai voulu lui répondre, il dormait profondément.

∞

J'ai mis quinze heures à accoucher mais un an à m'en remettre. Pas de l'accouchement. L'accouchement, c'était du bonbon. Non, le pire, une fois que l'enfant est né et que le pli est pris, le pire, c'est le choc culturel. C'est le passage brutal d'un mode à un autre, c'est le tourbillon dans lequel nous sommes plongés contre notre gré et qui nous fait perdre pied ou ne plus savoir sur lequel danser. C'est être quelque part sans y être. C'est être souvent absent à soi-même. C'est laisser des morceaux de soi traîner partout sans parvenir à les ramasser. C'est être perpétuellement déchiré entre son enfant et le monde, entre son enfant et soi-même.

⁕

Fiston a eu un an hier. Un an déjà. Il sait marcher, sourire, tendre la main, repérer les bonbons et s'empiffrer de chocolat. Il sait aussi se précipiter dans mes bras lorsque je rentre du boulot, lorsque je ne veux plus rien savoir, lorsque je suis devenue bleue à force de broyer du noir.

Dès que j'aperçois sa frimousse ou que j'entends ses petits pieds qui martèlent le plancher, tout bascule. Les nuages se dissipent, les tracas s'envolent, le poids de l'existence s'allège. Un simple sourire efface tout sur le tableau noir de mes démons.

Hier, pour sa fête, nous avons sorti le champagne, les serpentins et le gâteau orné d'une unique bougie. Tous les grands-parents étaient là, y compris l'arrière-aïeule que nous avions sortie des boules à mites pour l'occasion.

Je n'ai jamais aimé les réunions de famille, mais cette fois-ci c'était presque magique. Je me regardais aller et je ne me reconnaissais pas.

À vrai dire, je me reconnais de moins en moins. Plus

le temps passe et moins je corresponds à l'idée que je me faisais de moi-même.

Est-ce à dire que l'idée était fausse? Que je me racontais des histoires? Ou est-ce que dans mon for intérieur je n'attendais que l'occasion pour me rénover de fond en comble?

Je le souhaitais sans doute, mais sans me l'avouer. J'ai même failli ne pas m'exaucer. Un moment de panique et c'en était fait. Fiston ne serait pas ici, et moi je ne serais pas à quatre pattes à ses côtés.

L'ennui c'est que maintenant que c'est réglé, approuvé et entériné, maintenant que je suis cette femme nouvelle, cette convertie de la maternité, je ne m'explique toujours pas ce que je fous ici.

∞

Je suis en retard de quatre jours. C'est anormal. Mon cycle menstruel est plus précis qu'une montre suisse. Que se passe-t-il, mon Dieu? J'ai juré de ne plus avoir d'enfants. Pourquoi mon corps ne m'a-t-il pas écoutée? Pourquoi n'en fait-il toujours qu'à mon corps défendant?

Pour me changer les idées et ne pas devenir folle d'angoisse, je suis sortie prendre l'air. Quand tout va mal et que je ne vois plus clair, la vie me conduit inéluctablement au même endroit. Pour certaines femmes, c'est l'église, pour d'autres, le coiffeur ou l'esthéticienne. Pour d'autres encore, c'est la cuisine de leur mère. Je dois être bizarrement faite, car les pharmacies Jean Coutu sont mon seul sanctuaire. C'est là qu'à défaut de trouver un ami, je me cherche.

Julie était probablement venue chercher la même chose que moi. Nous nous sommes rencontrées au rayon des couches, évidemment. Julie est un peu plus âgée que moi. Nous n'avons pas grand-chose en commun sinon ce premier enfant que nous avons eu pratiquement en même temps et probablement pour les mêmes raisons. Nous sommes des mamans de la dernière chance, des velléitaires de l'ovulation.

Julie a vécu cela mieux que moi. Elle venait à peine d'accoucher qu'elle s'envolait pour un colloque en Europe, ses dossiers et son bébé sous le bras. Entre deux exposés sur la biologie moléculaire, elle s'éclipsait pour allaiter le fruit de ses entrailles. Un sein à l'air et l'autre en détention, Julie adore être en représentation.

Elle prétend qu'un enfant, ça ne change pas la vie. Elle jure qu'elle n'est jamais fatiguée, malade ou inquiète, jamais au bout de son rouleau. Elle y croit tellement qu'elle veut convertir tous ceux qui n'ont pas d'enfants.

J'ai toujours trouvé que Julie exagérait. Aujourd'hui, elle dépasse carrément les bornes. Elle est de nouveau enceinte. Et pas seulement à moitié! Enceinte de la tête aux pieds. À quarante-deux ans, c'est de l'acharnement!

— Tu vas le garder?

— Absolument, qu'est-ce que tu crois?

— On va finir par t'appeler Mère Courage.

— C'est pas une question de courage, c'est une question d'organisation.

— Je veux bien, mais t'avoueras qu'à nos âges c'est pas comme si on avait vingt ans.

— Des préjugés, tout cela. Si je ne me retenais pas, j'en ferais trois autres.

J'abandonne Julie aux vanités de son ventre et vais me perdre dans la rangée des cosmétiques. Mais j'ai beau tripoter les petits pots et leurs onguents, jouer à la femme fatale devant la palette des rouges à lèvres et éviter le rayon des tests de grossesse, mes pensées me ramènent inéluctablement à Julie et à son ventre.

Sa détermination me trouble. Je me demande bien

pourquoi. Je sais pourtant au plus profond de moi que je ne veux pas de deuxième enfant. Je ne survivrai pas à l'épreuve. Je suis trop vieille, trop égoïste, trop exténuée. Je viens à peine de sortir du tunnel. Je n'ai pas la force de recommencer ni l'énergie de me taper toutes ces nuits sans sommeil, ces journées d'anxiété, ces mois de travaux forcés.

Et puis, m'avez-vous vue? J'ai vieilli de dix ans. J'ai plein de cheveux blancs et je n'ai jamais réussi à perdre les kilos en trop que Fiston m'a refilée. L'idée de gonfler comme une montgolfière sape mes dernières velléités de maternité.

Je pense à moi, mais je pense à lui aussi, vous savez. Je ne veux pas lui faire ce sale coup. Il est très bien tout seul dans son royaume. Je n'ai d'yeux que pour lui. Toutes mes réserves d'amour lui sont acquises. Si je lui ramène un petit frère ou une petite sœur, il va devoir me partager. Imaginez un peu la crise.

Je ne veux pas de deuxième enfant et lui non plus, me dis-je en sortant de chez Jean Coutu. J'ai déjà donné, merci. Julie peut se raconter des histoires, moi, je me fie aux faits. Et le fait est qu'à nos âges on devrait laisser tomber les enfants et s'en tenir aux poissons rouges.

Requinquée par cette nouvelle détermination, j'emprunte la première rue et entreprends une promenade de santé. Le genre de marche qui remet en forme et fait circuler le sang. Celui des veines et celui d'ailleurs aussi. Mais plus je marche et plus cette possibilité, cette immense possibilité de mettre un nouvel être humain au monde me grise.

C'est quand même extraordinaire, non? Un nouvel être humain, totalement différent du premier, avec ses traits propres, avec son petit caractère, avec toute sa sidérante singularité. Un nouvel être humain, unique, exclusif, impossible à dupliquer.

On ne peut comprendre ce mystère que si l'on a eu un enfant. Il suffit qu'on le regarde déployer ses ailes, passer de l'état de larve à celui de bébé, de bébé à enfant pour que tout s'éclaire. Un enfant qui pousse, c'est un miracle ambulant, un miracle de tous les instants. C'est l'art à l'état pur. La création pour la création.

Ma parole, je déparle. Est-ce cela que l'on nomme l'appel du ventre? La tentation suprême de la vie que l'on peut reproduire à volonté. Est-ce cela qui fait craquer les femmes?

Je marche dans la rue et chaque passant croisé me ramène à ce deuxième enfant, à cette immense possibilité de cellules, de chromosomes et d'atomes qui pourront, ou pas, s'incarner.

On est bien peu de chose, c'est vrai, notre naissance ne tient à rien: une rencontre fortuite entre un ovule et un spermatozoïde, une collision entre deux particules tel jour plutôt que tel autre. Notre naissance est accident de la nature. Nous sommes tous passés à deux doigts de ne jamais exister. Jamais. Et pourtant, nous sommes là, nous sommes tous bel et bien là sur terre, petites boules de feu et d'énergie éjectées du vide, petits tas de possibilités arrachés au néant. Il s'en est fallu de peu, de presque rien pour que nous rations la sortie, pour que nous soyons refoulés à la frontière. Il s'en est fallu de peu, en effet...

J'ai marché longtemps sans regarder où j'allais. J'avançais, poussée par une foi aveugle qui me servait de canne blanche. Quand je suis rentrée à la maison, les jambes lourdes, le cœur affolé, j'étais essoufflée et j'avais mal au ventre. Je n'ai pas eu besoin de vérifier. Le sang coulait comme une rivière. Le sang emportait l'unique exemplaire d'un enfant qui ne naîtrait jamais.

CHAPITRE 9

Lettre à Oriana

Ce matin, j'ai écrit une lettre à Oriana. Je ne sais pas ce qui m'a pris. Je ne pense plus à elle depuis longtemps et pourtant ce matin, elle est revenue me hanter. Elle était partout dans la maison, telle ma mauvaise conscience. Elle me montrait du doigt, elle me demandait des comptes. Pour conjurer son fantôme, je me suis mise à lui écrire. Je ne lui enverrai pas la lettre mais peu importe. Il faut que je lui parle, que je lui dise le fond de ma pensée. Il faut qu'elle sache qu'elle s'est trompée. Elle s'est mise le doigt dans l'œil. Elle n'a rien compris.

J'en ai pour preuve son livre que j'ai relu cette nuit. Un petit livre à la sincérité bouleversante comme il est écrit au dos de la couverture. Un livre pour toutes les femmes. Toutes les femmes, vraiment?

Oriana, es-tu là? Oui, toi, Oriana Fallaci, mon guide et mon phare, toi l'orgueil de la presse italienne, lauréate de nombreux prix, collaboratrice aux plus grands magazines du monde, Oriana la super-femme qui n'a pas eu d'enfant, Oriana qui n'en voulait pas tant que ça, dans le fond.

M'entends-tu ? Je sais que tu es là. Fais pas semblant. Parlons de ton livre, tu veux ? Oui, ton livre : *Lettre à un enfant jamais né,* paru en 1975, traduit dans pratiquement toutes les langues, vendu à des milliers de femmes qui cette année-là se sont reconnues en toi et qui s'y reconnaissent peut-être encore.

Oui, je sais, c'est de l'histoire ancienne. C'est même de la préhistoire. Tu es passée à autre chose depuis. C'était une autre époque. Elle est révolue. À quoi bon ressasser indéfiniment le passé ? Nous avons toutes droit à nos erreurs et à nos égarements, n'est-ce pas ?

Je veux bien, mais ce que tu as écrit me brûle entre les doigts en ce moment. J'ai bien le droit de le dire, non ?

Alors voilà, c'est au sujet de ce passage de la page 124. T'en souviens-tu, Oriana ? Ce passage où tu fais parler ton ex-futur enfant, celui qui n'est jamais né, celui qui, soi-disant, a refusé de naître.

Il n'y était pour rien, le pauvre, il n'existait même pas. Et pourtant, tu lui as prêté ta voix, tu l'as rendu responsable de tes propres doutes, tu l'as fait choisir à ta place. Et lorsqu'il s'est accroché un peu trop fort, lorsqu'il a résisté à la minuterie de la logique, tu lui as soufflé la terrible question : Pourquoi l'humanité devrait-elle exister, maman, pourquoi, quel est le but ?

T'en souviens-tu, Oriana ? Page 124, premier paragraphe. Veux-tu que je te rafraîchisse la mémoire, que je te cite dans le texte ? Après tout, c'est imprimé et publié à travers le monde. On a le droit d'avoir des explications, maintenant.

Relis attentivement Oriana, j'ouvre les guillemets.

«Dans mon univers que tu appelais œuf (maman), le but existait. C'était de naître. Mais dans ton monde le but n'est que de mourir: la vie est une condamnation à mort. Je ne vois pas pourquoi j'aurais dû sortir du néant pour retourner au néant.»

T'en souviens-tu, Oriana, de ce petit passage de rien du tout? J'ignore ce que tu en penses aujourd'hui mais, moi, il me glace le sang toujours autant. Et ce qui me glace davantage, c'est que tu n'offres aucune réponse à la question. Tu ne tentes même pas de faire entendre raison à ce produit de ton imagination. À l'ultime pourquoi, tu baisses les bras, tu rends les armes.

Pourquoi, Oriana? Je vais te le dire. Parce que tu es en vie, Oriana, et moi aussi, et que si nous sommes ici toutes les deux sur cette terre, c'est pour donner la chance à d'autres d'y être à leur tour. La moindre des politesses, quand on te donne quelque chose, c'est de le rendre. C'est de poursuivre le mouvement au lieu de le briser. C'est de continuer ce qui a été commencé.

Je sais que ça t'agace, cette histoire de continuité. Tu en parles comme d'une prolifération qui n'a d'autre fin qu'elle-même. On dirait même que le mot te dégoûte et que tu y vois le signe d'une maladie. La prolifération de l'espèce comme celle des doctrines ou des métastases.

Je t'entends râler, Oriana. Je t'entends t'opposer avec véhémence. Pourquoi donner une chance à la vie quand elle est laide, cruelle et pourrie? Quand elle n'est que souffrances et injustices, guerres, massacres, mensonges et attentats à la bombe? Pourquoi y croire quand elle n'y croit pas elle-même?

Tu connais la vie sans doute mieux que moi, tu l'as vécue jusqu'au bout, jusqu'à la limite des limites, mais alors dis-moi: Si la vie est si nulle que ça, si elle n'est que condamnation à mort et néant, pourquoi tu ne t'es pas suicidée? Pourquoi ta mère ne t'a-t-elle pas rendu service en avortant? Elle t'aurait évité bien des efforts et des misères, non? Pourquoi l'avortement était-il souhaitable pour toi et pas pour elle? Ta vie valait-elle plus que celle de ton enfant?

Je suis dure, Oriana, je le sais mais tant pis. Je t'en veux, mais j'en veux encore plus à ton discours. Pas seulement au tien, à celui de toute une époque dont j'ai été partie prenante. Ce discours-là, je l'ai tellement intériorisé, tellement senti couler dans mes veines que j'ai eu toutes les peines du monde à m'en affranchir et à m'en désintoxiquer. Et tu sais quoi? Certains jours, ce discours-là revient me narguer. Non pas que je regrette quoi que ce soit. Non, je ne regrette rien mais je ne fais rien pour dissiper le malentendu. Je continue de croire que j'ai bien fait d'attendre aussi longtemps. Je continue de fermer les yeux et de faire semblant. Quand des femmes m'annoncent qu'elles ne veulent pas d'enfant, je compatis. Quand elles décident d'avorter, je leur donne raison. Je mens, Oriana. Ou, du moins, je ne dis pas toute la vérité.

Mais ne te méprends surtout pas: le différend qui nous sépare aujourd'hui n'a rien à voir avec l'avortement. L'avortement, j'y crois comme toi. J'y crois en tant que droit et en tant que principe. Je crois que toutes les femmes devraient avoir la liberté de disposer de leur avenir, surtout s'il n'est pas reluisant. Si leur vie est un enfer, si un homme les fait souffrir, si elles n'ont pas pris leur pilule ou simplement leurs précautions, si leur existence ne rime à rien, si elles n'en ont rien à cirer d'un autre être humain, c'est leur droit le plus strict. Elles font un choix qui ne me regarde pas.

Et pour m'en convaincre, je me raccroche à l'idée de tous ces salopards qui n'auraient jamais dû naître. Je pense à Hitler (ce qu'il est commode, celui-là), je pense

128

aux tueurs en série, aux violeurs, aux pédophiles. Je pense à ces désaxés qui bombardent les cliniques d'avortement, à ceux qui tirent à bout portant sur les médecins et les infirmières. Voilà une joyeuse bande de cinglés dont nous aurions tous pu nous passer.

Sauf que ce n'est pas si simple. Le droit à l'avortement est peut-être légitime, mais sa légitimité n'enlève rien à sa violence. Une violence inouïe que nous refusons toutes de reconnaître.

Pour ne pas la voir, nous nous drapons dans le manteau de la raison ou de la science. Nous prétendons qu'avorter, c'est comme se faire arracher une dent. Nous nous concentrons sur l'intervention médicale, l'évacuation d'une excroissance de chair. Nous refusons d'accorder une once d'humanité à ce qui pousse en nous comme de la mauvaise herbe. Mais, même si le fœtus n'est pas un être humain, s'il n'a ni âme ni conscience, on ne peut nier à l'embryon son existence. Quand on en dispose, il faut reconnaître la portée de son acte, le poids de sa violence. Ce n'est pas simple, Oriana. Pas simple du tout.

Mais ne t'inquiète pas, Oriana, je crois encore à l'avortement. Le seul ennui, c'est que j'y crois de moins en moins. Je n'y peux rien. J'ai une petite fleur qui pousse dans ma maison. Une rose couverte d'épines et aussi capricieuse que celle de Chose, le petit prince des tyrans. Comme sa rose à lui, la mienne hurle, elle pleure, elle pisse, elle pue. Elle m'empêche de sortir et d'être libre, elle me vole mes nuits, me siphonne mes jours. Mais ce que je n'ai pas dit, ce que personne ne dit jamais parce que c'est trop con, que c'est l'évidence même, c'est que, malgré tous les sacrifices qu'elle m'impose, cette fleur est une énorme source de bonheur et de joie. Je l'aime comme je n'ai jamais aimé personne avant. D'ailleurs, ai-je déjà aimé vraiment quelqu'un avant?

Aimé à ce point-là? J'en doute. Personne n'a été un aussi doux refuge contre l'âpreté de la vie, contre le désespoir qui parfois m'étreint. Personne ne m'a autant consolée de mes peines que cette fleur-là.

Cette fleur-là, Oriana, c'est la meilleure chose qui me soit arrivée depuis longtemps. La plus vraie et la plus touchante aussi. Jamais je n'ai été touchée à ce point-là. Touchée, Oriana.

J'ai changé, tu sais. Tu ne me crois pas? Tu penses que je suis la même qu'avant. La même emmerdeuse, s'entend. Bon d'accord, tu as un peu raison. Je n'ai pas tant changé que cela. Je suis toujours aussi égoïste et éprise de mon nombril. Je me pense héroïque parce que j'ai réussi à mettre au monde un misérable enfant. Imagine si j'en avais fait dix. Imagine la quantité de bouquins si toutes les parturientes de l'histoire moderne et ancienne avaient voulu publier leur témoignage. On n'en finirait plus.

Mais les femmes racontent rarement cette histoire-là. Elles sont trop pudiques ou alors trop débordées et puis, elles savent que l'intérêt de la maternité, c'est qu'elle existe, pas qu'elle s'écrive. Je le sais moi aussi, Oriana. Je sais également que je n'ai aucun mérite et qu'il n'y a pas lieu de le crier sur tous les toits. Et pourtant tu me vois aller... Je n'ai pas vraiment changé, Oriana, c'est vrai, mais il reste que je ne suis pas tout à fait la même. Je ne rumine plus de sombres pensées sur la mort et le néant. Je ne me demande plus pourquoi vivre et comment. Je vis, je revis en fait.

Je n'ai qu'à regarder dormir mon petit prince, les yeux clos, la bouche entrouverte, les poings serrés. Je n'ai qu'à l'écouter respirer pour qu'un soleil déploie ses ailes dans mon cœur. Tout s'ouvre, tout se gonfle, tout s'illumine, tout devient possible.

Oui, je sais, je suis naïve. J'ignore les catastrophes

qui sommeillent dans nos lignes de vie. Je pourrais le perdre un jour, qui sait peut-être demain. Tout est tellement fragile à cet âge-là, et personne n'est à l'abri du malheur mais je m'en fous, je suis prête à courir ce risque-là. Et bien d'autres risques aussi.

Je suis prête à tout, Oriana : prête à me casser la gueule, à ne pas toujours être à la hauteur, à commettre des erreurs et à regarder mon ange pousser de travers. Je suis prête au pire, Oriana, pour connaître ce bonheur-là.

Des fois, le matin, quand je n'ai pas l'esprit clair, quand je suis dans la brume, les yeux pleins de sommeil, le cerveau ramolli, je vais le chercher et je le couche à côté de moi dans le lit. Il est tout chaud, tout palpitant, tout enrobé de douceur. Je le respire comme un élixir. C'est comme s'il était encore dans mon ventre sauf que maintenant je peux le toucher, je le vois, je le sens. Il existe et j'existe avec lui comme jamais auparavant.

Te dire, Oriana, le trip, le trip écœurant de le regarder, de me perdre dans les plis de sa peau de soie, dans le parfum sucré de ses cheveux, dans le vent tiède de son souffle. Refaire de mes doigts le trajet de son petit front lisse, buter sur le bouton de son nez et glisser tranquillement sur la minuscule ligne de ses lèvres. Te dire, Oriana...

Pourquoi n'as-tu jamais parlé de ça, Oriana ? De la beauté troublante d'un enfant. De la tendresse du désarmement. De cet amour qui n'a jamais de fond, jamais de fin.

Pourquoi, Oriana ? Pourquoi cette logique implacable mise au service de la défaite et du dénigrement ? Pourquoi quand je te lis, la maternité m'est-elle présentée comme un poids, un boulet, un frein, un empêchement ? Pourquoi vaut-il mieux sacrifier un enfant que de se sacrifier à lui ?

Quand on pense, Oriana, quand on pense que des femmes qui se savent atteintes du sida tombent sciemment enceintes. Pas des femmes riches, chic et en santé comme toi, Oriana. Pas des modèles de réussite ni des divas du jet-set international. De pauvres paumées, Oriana, des orphelines de l'amour, trahies, battues, brisées, baisées par la vie. Des femmes qui n'ont aucun avenir.

Quand on pense qu'elles courent le risque, qu'elles s'accrochent à l'espoir dérisoire de mettre au monde un enfant en bonne santé. Quand on pense qu'elles enfantent par pur désespoir. Serait-ce qu'elles sont folles ou que cette histoire — donner la vie quand on patauge dans la mort —, cette histoire-là est forte, Oriana? Tellement forte qu'on en perd l'équilibre, qu'on en attrape le vertige.

Pourquoi tu n'as jamais parlé de ça, Oriana? De la puissance du vertige plutôt que de l'attraction du vide?

Je parie que ta patience est à bout, Oriana. Je te connais, tu sais. Tu trouves que je radote et que je sombre dans le sentimentalisme le plus mièvre. Trente ans de luttes pour en arriver là, tu maugrées. Trente ans de batailles épiques pour revenir à la case de départ et tomber dans le conformisme le plus consternant.

C'est vrai que le conformisme y est pour quelque chose. Écoute un peu le pape. Y'a pas plus conformiste et catholique que lui. Il veille à ses intérêts comme tous les autres. Il sait qu'aucune société ne peut se passer d'enfants: des plus tolérantes aux plus folles et extrémistes, la reproduction assure leurs assises.

Le pape le sait et nous le savons aussi, c'est pourquoi nous nous reproduisons: parce que c'est ce qu'on attend de nous. Parce que nous sommes programmés à notre naissance. Parce que nous n'avons pas le courage de mourir solitaires, sans laisser de traces dans la poussière. Parce que c'est ce qu'il faut faire en tant que mammifères.

On est toutes les deux d'accord, Oriana. Le pape ne sait pas de quoi il parle. Et avec lui, tous les autres coiffés de bérêts blancs et munis de macarons Pro-Vie. Mais leur dogmatisme stérile n'explique pas tout. Pourquoi les femmes atteintes du sida font-elles des enfants? Pourquoi les hommes qui n'aiment pas les femmes rêvent-ils d'adopter des enfants? Pourquoi les mères porteuses acceptent-elles de louer leur ventre? Pourquoi les cliniques de fécondation font-elles des affaires en or? Pourquoi les banques de sperme, le trafic d'embryons, les bébés-éprouvettes? Pourquoi avoir un enfant est-il devenu une obsession alors que c'était le contraire il n'y a pas dix ans? Le fric, bien sûr, mais quoi encore? Sommes-nous allées trop loin dans la négation?

Je ne m'expliquerai jamais, Oriana, comment j'ai pu vivre tant d'années dans le refus obstiné des enfants et comment, après tant de révoltes et de tergiversations, je suis passée tout bêtement dans l'autre camp.

Vivions-nous dans le mensonge, Oriana, le mensonge et la peur de ne plus exister? La peur que l'enfant nous vole les miettes de notre liberté, qu'il nous prive de nos droits si chèrement gagnés.

Si c'est cela, Oriana, c'est que nous avions tout faux. En refusant ces enfants que nous n'avons pas eus, nous ne privions personne d'autre que nous-mêmes. C'est nous que nous punissions. Nous que nous avons sacrifiées.

L'ennui, Oriana, c'est que les enfants ne nous viennent plus spontanément. Nous ne sommes pas les dignes filles de nos mères. Ou peut-être le sommes-nous après tout. Leur prétendu sacrifice a court-circuité notre désir et a tué notre élan. Avant, on ne se posait pas tant de questions. À présent, on ne fait que cela. Nous pensons les enfants comme des placements. Nous les soupesons, les planifions, les rationalisons à outrance. Nous décidons de l'heure et de la date. Nous forçons la rencontre. Cela ne change rien au résultat final, mais l'intention n'est plus la même. Nous contrôlons tout de

A jusqu'à XYZ. Et plus nous contrôlons, plus quelque chose nous échappe.

J'ignore où tu es, Oriana, et ce que tu es devenue. Je me demande parfois si tu regrettes ton geste, si tu t'ennuies de l'enfant que tu n'as pas eu. J'imagine que tu en as fait ton deuil. Après tout, beaucoup d'eau a coulé sous les ponts. Et puis, tu as dû te rendre compte qu'on peut très bien vivre sans enfants. Ce n'est pas obligatoire ni essentiel. C'est un choix tout simplement. On n'est pas de meilleurs humains pour autant. On n'échappe pas plus à la mort, notre vie n'a pas plus de sens. La seule différence, c'est qu'on y pense peut-être plus qu'auparavant. Pas aux enfants, Oriana. À la vie. On y pense tout le temps lorsqu'on a un enfant. On y pense comme à un trésor qui peut à tout instant basculer dans le néant.

Je ne t'en veux plus tu sais, Oriana. Ce n'est pas ta faute si j'ai attendu aussi longtemps, si j'ai remis le rendez-vous à plus tard. Je ne t'en veux plus, mais faut quand même que je te dise. Tu passes à côté de quelque chose, Oriana, tu passes à côté de quelque chose de beau, de joyeux et de grand.

J'aurais pu passer à côté, moi aussi, si je t'avais écoutée. Mais j'ai bien fait, Oriana. J'ai fermé ta voix pour mieux entendre la mienne : une toute petite voix enfouie, écrasée, sourde à elle-même. Je ne regrette rien. Bien au contraire. C'est peut-être pour cela que je t'écris dans le fond. Parce que je viens de comprendre quelque chose. Si je n'avais pas tant lutté contre moi-même à travers tes écrits, si je n'avais pas épousé ta logique, je n'aurais pas pu en divorcer. Je n'aurais jamais compris qu'au fond de moi, dans mes derniers retranchements, dans le secret de mes contradictions, dans la forteresse de ma peur, il y avait de la place pour un enfant.

Avril 1995

Table des matières